健康科普进阶教程

董 健 吴 凡 王 彤 唐文娟
◎ 主编 ◎

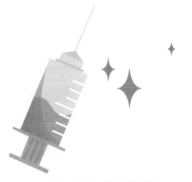

健康科普「必杀技」

做一个有趣的医生

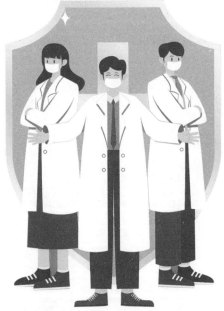

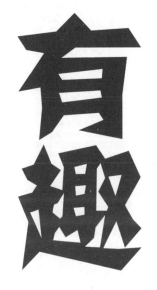

上海科学技术出版社

图书在版编目（CIP）数据

做一个有趣的医生 ：健康科普"必杀技" / 董健等
主编. -- 上海 ： 上海科学技术出版社，2024. 8.
ISBN 978-7-5478-6695-5

Ⅰ. R-49

中国国家版本馆CIP数据核字第2024G05C89号

做一个有趣的医生——健康科普"必杀技"

董 健 吴 凡 王 彤 唐文娟 主编

上海世纪出版（集团）有限公司
上海 科 学 技 术 出 版 社 出版、发行
（上海市闵行区号景路 159 弄 A 座 9F - 10F）
邮政编码 201101 www.sstp.cn
上海展强印刷有限公司印刷
开本 787×1092 1/16 印张 8.5
字数 116 千字
2024 年 8 月第 1 版 2024 年 8 月第 1 次印刷
ISBN 978 - 7 - 5478 - 6695 - 5/R · 3046
定价：68.00 元

本书如有缺页、错装或坏损等严重质量问题，请向印刷厂联系调换 电话：021-66366565

本书编委会

名誉主编

樊　嘉　中国科学院院士
　　　　复旦大学附属中山医院院长

主　编

董　健　复旦大学附属中山医院骨科主任、教授
　　　　复旦大学医学科普研究所所长
　　　　中华医学会科学普及分会候任主任委员

吴　凡　复旦大学上海医学院副院长、教授
　　　　上海市预防医学会会长

王　彤　上海市健康促进委员会办公室副主任
　　　　上海市卫生健康委员会健康促进处处长
　　　　中国医师协会医学人文专委会副主任委员

唐文娟　上海市健康促进中心党委书记
　　　　上海市健康促进融媒体中心主任
　　　　《上海大众卫生报》总编

编委会名单

（按姓氏拼音排序）

程蕾蕾　复旦大学附属中山医院心内科肿瘤心脏病亚专科主任
　　　　上海市科普教育基地联合会副秘书长

董长军　上海市科普作家协会副理事长兼秘书长

　　　　科普摄影美术专委会主任

黄晓兰　上海市健康促进中心业务管理部主任

黄　蕙　《大众医学》副主编、编辑部主任

洪　维　复旦大学附属华东医院老年医学科主任医师

　　　　健康促进委员会办公室主任

贾永兴　上海科学技术出版社副总编辑

　　　　《大众医学》《科学通报》主编

姜　红　复旦大学附属中山医院心内科教授

　　　　复旦大学医学科普研究所副所长

李文芳　上海市医学会科普分会第十届委员会主任委员

　　　　《健康教育与健康促进》杂志编辑部主任

林　红　上海市老年医学中心骨科副主任、主任医师

　　　　复旦大学医学科普研究所办公室主任

钱睿哲　复旦大学医学教育研究所副所长

　　　　上海市青少年科创实践工作站站长

乔　颖　上海市精神卫生中心主任医师、宣传科长

石　珩　上海市卫生健康委员会科教处一级主任科员

王　迪　复旦大学新闻学院院长助理、副教授

　　　　复旦大学医学科普研究所委员

姚丽霞　上海市卫生健康委科教处副处长

姚　婷　上海广播电视台东方卫视制作人

余　情　复旦大学附属中山医院教育处处长

周　瑾　上海广播电视台主持人

周震烜　上海广播电视台都市乐聆 Ageless Lab（乐聆研究院）研究员

邹世恩　复旦大学附属妇产科医院主任医师

参编者名单

（按姓氏拼音排序）

戴恒玮　黄海卿　金嘉怡　李　娟　梁　兵　梁雯卓

刘洪娥　马银珠　苏　洁　王　蓉　叶　瑜

支持基金项目

上海市 2023 年度"科技创新行动计划"科普专项（23DZ2300500）

序一

作为中国科普作家协会理事长,我非常荣幸为《做一个有趣的医生——健康科普"必杀技"》一书作序。

作为一名科学家,我一直坚信科普工作的重要性。科普不仅仅是传递科学知识,更是一种对公众进行科学教育和提升素质的途径。只有当公众具备一定的科学素养,才能够正确理解和应对生活中遇到的各种科学乃至社会问题,从而做出正确的选择。最近公布的 2023 年全国健康素养监测结果显示,我国居民健康素养水平达到 29.7%,比 2022 年提高 1.92 个百分点,继续呈现稳步提升态势,但与健康中国行动的目标、与人们实现幸福美好生活的追求仍有一定差距。最好的医生不仅治病,更能防病。医学科普直接关系到我们每一个人的健康,可谓性命攸关,其重要性不言而喻。

健康是人类不懈的追求和永恒的话题,医学专业人员是健康科普的主力军。《健康中国行动(2019—2030)》明确要求:建立医疗机构和医务人员开展健康教育和健康促进的绩效考核机制;医务人员掌握与岗位相适应的健康科普知识,并在诊疗过程中主动提供健康指导。在健康中国战略全面推进的背景下,如何能让科普的观念、知识、技能等帮助专业医务人员做好科普,显得更为迫切和必要。

《做一个有趣的医生——健康科普"必杀技"》就在这样的背景下诞生了。这是一本关于健康科普理论与应用技能的图书,也是一本做好健康科普的指导手册,同时,作者团队以案例、实操训练等方式向年轻医生们传授了如何将科学知识转化为生动有趣的故事,怎样才能提升个人的科普观念和能力,从而更高效地普及健康知识。大家将进一步体会到科普对于个人和社会的重要性,在心里种下科普的种子,未来在医学研究、临床工作取得成绩的同时,更好地服务社会,让医学归于大众。科普是一种文化现象,也是一种社会责任。有了科普的手段，专业医务人员将更好地发挥科普的力量，为科学普及做出更大的贡献。

当下，传播渠道便捷，信息量呈爆炸式增长，各类平台的健康科普信息层出不穷，但良莠不齐，其专业性、真实性、科学性不是广大普通公众所能辨别的，有时甚至会造成误导。2020年度科普中国公布的十大科学辟谣榜上的10件事，2021年度科普中国公布的十大科学辟谣榜上的9件事，均与医学科普有关。在信息时代背景下，传播健康知识，提升健康素养，权威正确的医学科普不能缺位。这就需要更多的专业医务人员参与科普，发出更多科学的、权威的声音，让谣言不再流传。

与此同时，科普的形式和内容越来越丰富多样，出现了不少独具特色的科普品牌和形式。科普和新媒体技术融合是非常明显的一个特征。发微博、发微信公众号文章、做抖音直播等，都是科普的新形态，也都是科普工作者需要学习、适应的新阵地。这对科普工作者，是机遇也是挑战。

当然，科学知识是科普的"骨架"，而人文精神是科普的"灵魂"。现在，很多科普追求"新潮""流量"等，但在人文内涵、人文素养方面相对欠缺。科普工作者应该不断加强自身人文素养，将科普放在人文历史中进行阐释，在科普活动中更加重视科学精神、科学文化的宣传普及，让科普更加生动有趣，更加有吸引力。科普的力量是无穷的，它能够改变一个人的观念和行为，进而影响整个社会的发展。我们是科学工作者，也是科普工作者，让我们共同努力，将科学的火种播撒到每一个人的心田，让更多的人了解科学、热爱科学、运用科学。只有这样，我们才能够建设一个更加健康、和谐、幸福的社会。

最后，我衷心祝愿《做一个有趣的医生——健康科普"必杀技"》能够得到广大读者的喜爱，同时也祝愿年轻的医学生和医生们在学习、工作中不断成长，学有所成，事业进步，为人类健康事业做出更大的贡献！

中国科学院院士

中国科学院古脊椎动物与古人类研究所研究员

中国科普作家协会理事长

周忠和

序二

"科学技术是第一生产力",生产是为了人类的生存,所以说科学技术为人而生。科学技术需要研究创造,还需要普及给人、让人掌握,方能成为第一生产力,才能真正造福于人。

医学科学、医疗技术关系着人的健康与生命,当然就更需要研究与普及了。不过,由于医学的艰深,多少年来,无论中外,医学研究只局限于少数人员,他们通过艰苦的学习,掌握了一些医学的知识和技术,用于为人治病,并以此为生。至于医学知识的普及,似乎无人特别关注。

近代,我国有少数先进思想者在"开启民智"的口号下,提倡教育、普及科学。但由于缺乏政府的支持与经济的基础,大多也收效甚微。中华人民共和国成立后虽是百废待兴,但还是大力开展了扫盲运动,开始了卫生宣教。随着国家建设的发展,人民物质文化生活水平的提高,卫生宣教在数量、质量上也在不断地拓展和提高,逐步推动了医学科普工作。不过,由于缺乏足够的专业力量的投入,仍远远不能满足广大民众对健康知识的需求,特别是在经过"非典"与"新冠"两次重大的抗疫斗争后,民众对健康知识的需求更是达到前所未有的境地。

如今国家重视科学普及工作,将科学普及与科技创新放在同等重要位置。卫生行政主管部门更是颁布了一系列的支持、鼓励政策,使得医务同道从事医学科普工作的积极性得到了极大的提高。我国人口众多,患者亦多,医务工作本处于十分繁忙的状态之下,但许多医务同道,尤其是一些年轻的同道,他们比较容易接受新的理念,当他们理解此项工作的重要性之后,在繁忙工作之余积极从事医学科普的工作,并取得很好的成效,十分令人感佩。

不过,医学内容生涩难懂,如何将其普及给民众而且要让民众喜闻乐见,并将这些知识化为促进健康的行动,就不那么容易了,尤其对于年轻的医务同道来说,可能困难就更多些。如何帮助这些医学科普的生力军,让他们尽快地掌握医学科普的基本原理与技法,更好地运用到科普工作中去?大约在3年前,以上海地区为主的部分医学科普及相关专家,在复旦大学医学科普研究所所长董健教授等倡导下,曾编著出版一册名为《医学科普基础与实践》的书,是为国内首本介绍医学科普理论与方法的书籍,问世后读者反映甚好。

时光荏苒,3年过去了,我国的医学科普事业又有了更大的发展,积累了更多的经验。专家们觉得医学科普作为促进人类健康的重要手段之一,也还需进一步提升从事此项工作者的能力,而且科普既然作为医务工作者的应尽之责,那么科普的技能不但医务人员皆应掌握,而且对医科的学生来说也应学习。于是,有了这本书的策划。本书以医学相关专业的本科生、硕博研究生及规培生,以及各专业的医务人员、教育管理培训工作人员为主要读者对象,使读者对医学科普的理论、实践和发展有较为全面的理解,并帮助他们提升科普的能力,为开展医学科普工作打下良好的基础。

这本书的内容强调了理论与实践的结合,以案例和作品的形式进行讲述,同时每一部分都安排了实践操作和延伸阅读,使得读者在理论和实践方面都能获益,这是本书的一大特点。所以,我认为本书既是一本关于医学科普的理论读物,也是一本科普工作实用的工具性参考书,或者说是一本教材。

相信本书的出版必定能进一步促进医学科普事业的发展,为实现国家"健康中国"的战略目标助力。感谢各位主编、作者及编辑出版工作者的辛勤劳动,祝愿我国的医学科普事业给人民大众带来更大的福祉。

复旦大学上海医学院教授、博士生导师

上海市科普作协终身名誉理事长

杨秉辉

前言

　　医学是一门神奇而伟大的学科,它为人类的健康和幸福做出了巨大的贡献。然而,医学知识常常被局限在医学高深、复杂的"专业高墙"之内,一般人难以理解或常令人一知半解。如今,公众对健康知识的需求日益增长,科学、准确的健康知识成为迫切的需要。一直以来,广大医务专业人士在繁忙的临床、教研等工作之余,努力践行医者仁心,探索科普与传播的理念与方法,传播科学知识、方法和思想,为中国卫生事业发展做出不懈的努力和贡献,这个过程曲折且艰辛。

　　不少专家回想当初踏上健康科普之路的日子,在医学院校学习期间并没有专门的课程,工作之后也找不到合适的参考书籍,每一步都是摸着石头过河,每一个进步都凝结着辛勤的汗水,经历无数的尝试与失败。本书的主编之一董健教授对此感同身受,董教授目前是中华医学会科学普及分会候任主任委员、我国科普领域知名专家,他一直在思考医学科普事业怎样才能做得更好,如何帮助医学专业人员走好科普路,在与几位主编反复探讨交流后,认为做好科普工作,人才特别是青年人才,无疑是重要的方面。为此,组织多位专家编写一本为即将进入临床的年轻医生提供专业化训练、规范化指导的教材,帮助他们掌握科普原则、健康科普的基本方法和技巧等,从而可以轻松自如地进行健康科普探索和尝试。实习医生、医学研究生和规培医生在健康科普中扮演着至关重要的角色,是未来健康科普的主力军,但本书的读者对象应该不仅仅是年轻医生们,从事科普工作的人员、专家学者等,从中都可以学习到一些科普的基本功,可以在健康科普的道路上走得更加顺畅,行稳致远。

　　本书的编者在健康科普领域都积累了丰富的实践经验,深知健康科普不仅仅是传递医学知识，更需要以生动、有趣的方式让大众理解和接受。因此，这本书不仅涵盖了健康科普的基础理论和实践方法，还特别强调了如何将晦涩深奥的医学知识转化为通俗易懂的语言，并以生动的形式进行传播。在本书出版的同时，复旦大学上海医学院研究生"健康科普进阶课程"（2023—2024学年）开课，这也是国内第一个高校健康科普课程与配套教材。

需要强调的是，做好健康科普的关键，既需要不断提升专业医学知识水平，也需要专业的科普能力和技巧，从而践行学医、从医的初心，让医学回归大众，促进健康中国的早日实现。通过本书，你还会了解到，健康科普对医生的全面成长同样有着积极的意义，懂科普、会科普的专家更能关注公众社会的需求，让自身专业素养更有针对性，融洽医患关系，增强社会责任感。

更高效或者事半功倍地进行科普，掌握了科普方法的"必杀技"，对医生们无疑是有极大的帮助。但是，科普并非一蹴而就。应该把科普作为日常不可或缺的思考和习惯，积极参与各类讲座、义诊、健康宣传日等科普活动，直接与公众接触，了解他们的需求和疑问，改进科普内容和形式，与时俱进。本书总结了许多实用的技巧，从选题、内容、形式、传播等多方面入手。贴近生活的选题，大众关注的兴趣点、科学性与通俗性的结合，多样化的表现形式，新媒体平台的善用，以及建立团队协作，都是提高健康科普效果的关键。

健康科普是一项崇高的事业，它不仅关乎公众的健康，更关乎社会的进步和文明。愿每一位年轻的医生，都能在健康科普的实践中，不断成长，不断进步，成为一名既专业又有趣的医生。健康科普的道路虽然充满挑战，但只要坚持不懈、不断学习，我们相信，未来一定会更加美好！

愿我们一同走向健康科普的征程，为构建健康、和谐的社会贡献力量，助力健康中国建设！科普，我们一直在路上！

本书编委会

2024 年 07 月

目录

上篇

做一个有趣的医生

基础课

健康科普"必杀技"

第一讲 健康科普意义

习近平总书记指出："科技创新、科学普及是实现创新发展的两翼，要把科学普及放在科技创新同等重要的位置。"科普是一个社会文明程度的反映。健康科普面对的是人的生命、健康，因此，更具有其特别的重要意义。

中国最早的医典之一《黄帝内经》中就提出"治未病"，称医术最高明的医生不是擅长治病的人，而是能够预防疾病的人。任何疾病都是防大于治，这就是健康科普的意义。

医学知识在专业人士和普通大众之间存在严重的信息壁垒。有很多引发公众关注的健康科普，其实多数都是医生们早已经达成共识的基础知识。当下，公众对医学最大的一个误会，多是由于患者和医生在疾病专业知识上的信息不对等导致的双方不信任产生的，而健康科普则可以在一定程度上减少这种不对等，从而缓解医患紧张关系，营造和谐的社会氛围。

本讲围绕健康科普的现状与意义，介绍医务人员为什么要做科普，及其对医学专业学生等个人成长的意义与作用。

第一节　科普概念

"科普"在中国是科学技术普及的简称,是一个动态发展的概念,是指以通俗化、大众化和公众乐于参与的方式,来普及科学技术知识,倡导科学方法,传播科学思想,弘扬科学精神,树立科学道德,以提高全民族的科学文化素质和思想道德素质。

给"科普"一个准确的定义是困难的,科普是一个历史的、动态的、发展的概念。关注角度与侧重点不同,科普的定义也会出现变化。"科学大众化/科学普及(Popular Science/Science Popularization)""公众理解科学(Public Understanding of Science,PUS)""科学传播(Science Communication)"和"公众参与科学(Public Engagement with Science,PES)"是科普在国内外形成和发展过程中常见的提法。这四个概念有相对清晰的历史发展阶段和地域社会属性。

科普具有广泛的实践性,在不断发展的过程中,其内涵不断充实、拓展。在中国,科普的内涵随着时间的推移、时代的进步而不断发展,由新中国成立初期的"普及科技知识"为主,发展为现在的"普及科学技术知识、倡导科学方法、传播科学思想、弘扬科学精神"。2002年颁布《中华人民共和国科学技术普及法》(简称《科普法》)是我国第一部关于科普的法律,将科普定义为"国家和社会采取公众易于理解、接受、参与的方式,普及科学技术知识、倡导科学方法、传播科学思想、弘扬科学精神的活动"。

进入新时代,科普的内涵更加丰富,要把"科学普及"放在与"科技创新"同等重要的位置,发挥创新发展的两翼功能,推进国家"五位一体"总体布局,加快发展新质生产力。

第二节 健康科普与医学科普简析

健康科普与医学科普的概念界定

健康科普是指与人的健康相关的科学知识生产制作与传播推广过程。健康科普是科普工作的重要组成部分,包括健康科普作品、健康科普宣传教育、健康科普网络与新媒体平台等。2022年5月国家卫生健康委员会联合健康中国行动推进委员会办公室等九个部门联合印发《关于建立健全全媒体健康科普知识发布和传播机制的指导意见》,该指导意见明确健康科普知识是以健康领域的基本理念和知识、健康的生活方式与行为、健康技能和有关政策法规为主要内容,以公众易于理解、接受、参与的方式呈现和传播的信息。开展健康科普的目的在于整合专家力量和媒体资源,传播普及健康知识,提高公众的健康素养和健康文化水平。

医学科普,顾名思义是普及医学和健康知识的科普活动,医学科普应该是健康科普的重要组成部分。近年,大家更多使用"健康科普"来代替"医学科普"。按照著名医学科普专家杨秉辉教授的观点,医学科普与医学本身一样,不应局限于普及治病知识,应该向关注民众健康方面转变,以科普的方式将健康领域的科学知识、科学方法、科学思想和科学精神传播给公众,是旨在培养公众的健康素养,学会自我健康管理的长期性活动。医学科普是医学知识的普及,必须以医学理论为基础,方能言之有据,使读者觉得可信,才会去实行。传统的医学科普更多的是讲疾病的概念和症状,更多关注于诊断和治疗方面,而健康科普更注重疾病如何预防。

健康科普三要素:科学家-媒体-公众

健康科普是指将人类在认识医学科学实践中产生的医学科学技术和知识、疾病预防方法和科学健康理念等通过多种媒介手段传递给公众,最终使公众理解并掌握,是提高公民健康素养的系统过程。养成健康行为、普及健康生活,是以健康知识的普及为基础,进而发生认知、行为等改变。

健康科普是落实全生命周期健康管理的重要举措,它的对象是全人群,但是每一件健康科普作品必须有明确的目标群体,也就是说健康科普作品是给谁看、给谁读,必须在创作开始前就确定。不同的目标群体,他们的身体状况、文化水平、生活习惯与经历、健康意识与传统观念等诸方面均有明显的差异。在健康科普创作时,必须注意这些差异,"到什么山唱什么歌",如果对不同人群讲述同样的内容、使用同样的语言,效果肯定是不理想的。比如面向老年人和青少年的科普作品,在形式上会有所不同。一旦确定了健康科普作品的目标受众,创作者就可以根据受众特点,选择合适的内容和表现手法。此外,还要注意避免在民族、性别、宗教、文化、年龄或种族等方面产生偏见信息。

科普的传播过程就是面向公众传播科学技术信息、知识和观念的过程。科学传播的载体和方式多样,既包括传统的报刊、展览、会议,也包括声、光、电信息齐全的电子媒体,尤其是新媒体平台。科学家-媒体-公众是健康科普传播的三要素,很多学者把目光聚焦于科学与公众这两极,而忽视了媒介平台的"介导"。但是在社交媒体蓬勃发展的当下,媒体平台化与平台媒体化的趋势越来越明显,这为科普带来了一场革命性变化。同时,传播的内容也会受到平台型媒体所设置的"框架"或者说"引流"的影响,在智能算法的加持下,媒介平台成为左右传播内容的"催化剂",甚至在一定程度上助长了"信息失序"的状态,给非科学和伪科学的传播提供了相应的"生态位"。从另外一个角度来说,媒介平台上的内容是否存在用对科学产品和成果的强调来取代相关科学的普及,我们又该如何去扭转,或者说保持某种必要的动态平衡,让媒介平台真正发挥其应有的作用。

因此,要关注媒介在健康科普中的作用机制。新媒介平台是一种双向交互式的新兴媒体,尤其是在此基础上发展而来的移动互联网技术,与传统媒体(报刊、电台、电视等)相比有如下特点:传播范围的广泛性、传播内容的丰富性与生动性、传播的互动性和开放性、传播的及时性、传播内容的"智能流量推送"等。但是,正在扩大的"数字鸿沟"也不容小觑。那些最需要科普的对象从网络获得信息的能力其实是最弱的。而且,网络媒体实效快、图文声像并茂、交互性强、共享性高,但也存在着信息来源单一甚至片面、虚假不实等缺点。

健康科普的目的是什么? 是提高公众的健康素养水平,从而起到维护健康、预防疾病、改善预后等作用。此外,健康科普可以使公众了解医学的不确定性和局限性,让患者在就医过程中调整自己的预期,更好地配合医生,所以健康科普还能够改善医患关系,促进社会和谐。

我们的健康科普要让公众"一看就懂、一学就会,一用就有效",不仅"知道",而且"做到",还能有效。要达到这样的效果非常不容易。尽管现在越来越注重健康科普的通俗易懂,但"教导式"仍然是健康科普作品的主要不足。健康科普的内容必须是科学的,是在实践中得到检验的知识、方法和技能,但健康科普还需要人文关怀,在健康科普中倾注人文关怀、尝试换位思考,更能够让受众产生共鸣,继而产生信任。医学应该与艺术结合起来,不妨将医学知识、科学精髓融入生动的文学艺术作品中,用艺术的视角和方法展现医学的魅力。

健康科普跨专业性——需要不断突破局限

1948 年,世界卫生组织给出了健康的定义,即健康不仅仅是没有疾病的虚弱现象,而且是身体上、精神上和社会适应上完好状态的综合表现。这一概念的提出,使人们开始逐渐意识到,医学实践活动不仅仅涉及个体疾病的诊断和治疗,还与其社会性、宗教性、艺术性、法律性等息息相关。随后,现代医学模式开始由传统的生物医学模式逐渐向生物-心理-社会医学模式转化。这一转化揭示了医学的社会性,增加了健康科普的社会学内涵,增强了健康科普与社会学、心理学、环境科学等学科的融合与交互发展。

如何通过健康科普手段干预重大公共卫生事件后的心理危机,在健康科普中融入专业性、权威性并辅以人文关怀的应急心理健康内容成了疫情防控中不可或缺的一部分。与此同时,我国的疾病谱已从以急性传染病为主变为以慢性非传染性疾病为主,慢性病发病隐匿,病程长,具有发病原因多元化、致残致死率高、疾病负担重等特征,近年来更呈现出年轻化的势态。研究表明,对危险因素的综合干预是防控慢性病的重点,包括心理因素、环境因素、社会因素和不健康的生活方式。这一发展促使健康科普不再局限于疾病本身,而是更多地延展到预防医学领域,将更多的内容聚焦在普及疾病预防知识,通过降低影响健康的危险因素,树立预防保健为主的观念,从而实现人人享有健康。

另一方面,健康科普的传播形式也在发生变革。随着信息网络时代的到来,以手机为主要载体的新媒体传播体现出普及率高、传播效率高、时效性强、信息含量大、互动性强的传播优势,即便是学术性很强的医学,人们可以随时随地借助手机连接互联网进行学习。健康科普开始从单一的线下人际传播医学知识阶段走向了以多元、平等、开放、互动等为特点的线上线下交互传播阶段。与此同时,重症急性呼吸综合征(SARS)、禽流感病毒、"毒奶粉"、埃博拉病毒、新型冠状病毒(以下简称新冠)肺炎疫情等突发公共卫生事件也一次次地对健康科普传播能力提出了挑战,如何精准高效地传播民众所需的健康知识,杜绝"信息疫情"的负面影响,这些问题的产生也为健康科普与新闻传播领域的专家找到沟通合作的空间和需求。

在实践中,我们发现由于缺乏对医学知识的专业解读,非医学专业的新闻工作者有时会无法精准地传达医学信息的核心内涵,从而造成受众的理解偏差,导致传播障碍和传播隔阂,甚至会让媒体不经意间成为虚假新闻的"生产商"。从医学工作者的角度来看,如何克服医学专业上的晦涩难懂,把握好科普内容和沟通方式,将以往承载着较多专业词语的医学知识以简洁明了、通俗易懂的方式传达给受众,这需要的不仅是扎实的医学知识,还需要具备一定的传播学理论和策略。

随着健康传播学这一典型的涉及医学、传播学、社会学、市场营销学等多学科交叉的研究领域的发展,打破了传播学与医学等学科间的壁垒,助力健康科普突破单向传播、互动性差的瓶颈。健康科普与健康传播的协同发展,将更好地实现健康传播的目的,即致力于将医学研究成果转化为大众易于接受的健康知识,并通过知识、态度和行为的改变,以降低疾病的患病率和死亡率,有效提高民众生活质量和健康水准。

第三节　健康科普的意义

健康科普在健康中国建设中的重要作用

科普是一个社会文明程度的反映。健康科普亦是促进健康中国建设的重要举措。当前,我国居民健康素养水平总体仍比较低。据国家卫生健康委员会官网消息,2022 年全国居民健康素养水平只有 27.78％,国民健康素养缺乏是实现"健康中国"的短板,熬夜、缺少体育锻炼、饮食重油重盐、吸烟酗酒等不健康生活方式普遍。大众对疾病早期预防及早期发现、慢性病长期用药、正确就医等健康知识的了解比较缺乏,各种养生谣言以及打着健康旗帜的商业骗局层出不穷。普及健康知识、提高全民健康素养,成为提高全民健康水平最根本、最经济、最有效的措施之一。

当前,我国健康科普工作取得了明显的成效,面向公众的科普活动形式多样,内容丰富,公民科学素质显著提升。科普的内容来源于科学实践,科普以"实践性"为显著特征,但随着我国健康科普事业发展到新阶段,健康科普发展的理论指导需求迫切起来——没有理论指导的科普实践是盲目的,不与科普实践相结合的理论也可能是空洞的。

随着公民科学素质的快速提升以及健康科普实践的日益丰富,我们越来越倡导健康科普要从"知识补课"转向"价值引领",这就更加需要我们关注健康科普的基础理论研究,通过理论指导传播并普及健康科学知识,而做到基于科学证据的健康科普才能更好实现科普效能。

加强健康科普建设,为新质生产力蓄势赋能

习近平总书记在 2024 年 1 月 31 日的中共中央政治局集体学习时强

调,高质量发展需要新的生产力理论来指导,而新质生产力已经在实践中形成并展示出对高质量发展的强劲推动力、支撑力。概括地说,新质生产力是创新起主导作用,摆脱传统经济增长方式、生产力发展路径,具有高科技、高效能、高质量特征,符合新发展理念的先进生产力质态。特点是创新,关键在质优,本质是先进生产力。

大力发展新质生产力,离不开全民科学素质的提升。围绕新时代健康科普需求,全面提升健康科普能力,加强科普能力建设,以其健康科普高质量发展,促进全民健康素养提升,不断厚植公民的科学素质基础,为加快发展新质生产力赋能。

健康科普可以为新质生产力的持续发展奠定坚实基础。通过健康科普,可以促进社会对健康相关新技术、新理念的认同和接受,推动社会舆论对健康科技创新及产品的积极评价和推广,创造一个开放、包容、鼓励创新的社会环境。新质生产力的发展离不开高素质的劳动者,通过向社会传播健康科普知识,可以提升国民健康素养,提高全面健康水平,为新质生产力的发展提供人力资源保障。同时,科普还能够建立更广泛的合作网络,促进各方资源的有机整合与共享,为新质生产力的研发、推广提供更广阔的支持和发展空间,从而为新质生产力的持续发展奠定坚实基础。

健康科普促进科技创新能力的提升。科技创新是新质生产力发展的根本动力。健康科普通过向公众普及健康科学知识和科学方法,提升公众的健康素养,为科技创新提供源源不断的智力支持。

健康科普推动健康产业结构的优化升级。新质生产力的发展要求产业结构的优化升级。健康科普通过传播先进的健康科技知识和技术成果,引导企业和公众认识到科技创新对产业升级的重要作用,促进健康技术和健康产业迅猛发展,推动传统产业向高新技术产业和现代服务业转型。同时,健康科普还能够促进新兴产业的培育和发展,为经济增长注入新的动力。

为什么要做科普——个人能力持续积累

越来越多的医务工作者已经或准备进行科普工作,外部环境是主要的动力,政策导向或科研、临床工作要求使然,特别是《健康中国行动(2019—2030年)》的健康知识普及行动提出"医务人员掌握与岗位相适应的健康科普知识,并在诊疗过程中主动提供健康指导"这一倡导性指标后,明确将"健康知识普及行动"列为重大行动之一,鼓励将健康科普纳入各级各类医疗机构和医务人员的绩效考核。此后,各地医疗机构愈加重视对在健康科普工作中做出重要贡献的个人给予鼓励与激励,将健康科普工作纳入医疗机构的职称与评优考核。这无疑是对健康科普事业的制度化保证。从健康科普创作特点、青年医药卫生工作状况等来看,走好健康科普之路更多地要从自身的发展来思考。

首先,健康科普具有自身特殊性,不同于科研、临床等其他工作,健康科普创作的特点是综合性的,需要围绕受众导向、效果引导、探索提升、科普专业积累等才能达到预期目标。尽管医学专业人士有丰富的医学专业知识,但在新的形势下,还需要了解健康科普的规律,学习新媒体传播技术和方法,适应互联网时代的需要。在专科专业知识基础之外,需要掌握一定的新闻传播学、市场学、文学、历史学等基本理论,涉及新闻写作基础、受众需求分析、品牌建立与维护、人文视角与医学史等知识能力。在从事科普创作或事业过程中,不断积累相关的知识与能力,最终个人能力将潜移默化地得到提升,科普工作的能力可以达到较好的水平。

其次,健康科普创作不单单是一种技能,而是一种能力。管理学对能力有不同的概念和研究,简单地说,能力是指一个人能够胜任某项工作的本领。美国著名心理学家乔伊·保罗·吉尔福特(Joy Paul Guilford)认为,能力=知识+情境理解+表现方式。科普形式种类多样,有科普讲座、写作(文章、图书、博客、微博、微信)、演讲或对话等;媒体或载体也具有多样性,报刊、广播电视、互联网等;人群也不同,学生、社区居民等,科普能力相应地应围绕研究介质特征的能力、知识运用和提炼主题的能力、个性化创作与自身发展规划能力等逐渐提升。

再则,科普能力的提升将对青年医药卫生工作者快速成长起到潜移默化的帮助。基本的写作训练能力积累,毋庸置疑对日常工作涉及的科研项目、工作总结、病例分析、论文撰写等有极大的帮助,这些基础的写作功底无疑会节约大量的时间,甚至影响评审、评奖的最终结果。在现有的医疗体制下,临床医生面对大量的门诊、住院患者,面对患者网络信息的求证,如何在短时间有效地传播核心信息,提高患者的依从性,减少医患的"沟通鸿沟",科普能力便是一种很重要的素质。所谓"磨刀不误砍柴工",个人科普能力的训练就是一种磨炼。

当然,关于科普能力的益处还有很多角度去思考,比如,在希波克拉底誓言中所说:"我会奉献自己的一生为人类服务,我会给予我的师长应有的崇敬和感恩,我会凭我的良知和尊严行医救人,患者的健康将会是我首要的顾念。"学习医学并选择医药相关专业之初,科普就已经植入我们的内心深处,未来我们将成为学有专长的专家、大家,科普更是我们回馈社会的重要手段,同样需要我们像对待科研、对待学问一样,不断探索,不同提高,积跬步以至千里。

(复旦大学附属中山医院　梁　兵　董　健)

 思考题

健康科普对医学生个人成长的意义与作用。

 作业

谈谈自己对健康科普的看法并简要论述。

第二讲

健康传播与健康科普

健康传播的兴起源于一系列的健康促进行动,其中健康科普扮演着不可或缺的角色。如今,健康传播逐渐超越了单纯的健康科普范畴,向着更为全面、学术化的方向发展,成为一门独立的专业。随着媒介技术的发展,健康科普也已然进入智能传播时代,健康传播学的学者们与健康科普者之间的紧密合作在智能传播时代显得尤为重要,双方携手才能与更多受众更高效地交流沟通,服务于人群健康。

本讲通过回顾健康传播的发展情况以及媒介发展史视角下的健康科普发展,明晰智能传播时代健康科普的挑战与机遇,从传播学视角出发思考健康科普的未来发展。

第一节　健康传播研究概述

健康与自然、文化和政治的关系十分密切,也是社会科学关注的重要对象。健康传播是一个多学科交叉的传播研究领域,涵盖了医学、公共卫生学、卫生保健学、传播学、社会学、心理学、社会心理学、符号学、人类学、教育学、管理学、市场营销学等学科。它应用传播证据、策略、理论和创造力来促进人群健康和福祉的行为、政策和实践。

国外健康传播发展简述

1721 年,宗教领袖为了改善公众健康,通过发传单和公共演讲的方式劝说公众接种疫苗。1971 年,美国心脏病学专家杰克·法夸尔(Jack Farquhar)和传播学学者内森·麦科比(Nathan Maccoby)基于社会学习理论、社会市场理论和创新扩散理论实施了"斯坦福心脏病预防计划"(Stanford Heart Disease Prevention Program,简称 SHDPP),运用传播学专业理论进行设计及效果评估。法夸尔和麦科比在加利福尼亚州的两个社区向一些心脏病易感人群传播一些有关定期运动、戒烟等方面的健康内容来减少他们心脏病发作的风险。在成功降低了两个社区的心脏病风险后,这个计划被拓展到加利福尼亚另外两个社区。

1972 年,"治疗传播兴趣小组"(Therapeutic Communication Interest Group)成立,该小组隶属于"国际传播学会"(International Communication Association,ICA),"治疗传播兴趣小组"的建立奠定了健康传播的基础,也使健康传播学向学科的规范化发展迈出了重要的第一步。1973 年,"治疗传播兴趣小组"编辑了第一份简易专业性刊物《国际传播学会简讯》,专门刊登有关健康研究的文章和资料。1975 年举行的国际传播学年会上,"治疗传播兴趣小组"决定用"健康传播"代替"治疗传播","健康传播学会"(Health Communication Division)正式成立。自此,以美国为代表的国际健康传播研究逐渐发展成由公共卫生、医学与传播学合作,并以传播学为主导的研究格局。

健康传播发展迅速,很快成为独立的专业。一般认为,某个学科的成型必须有专业书籍的出版、专业协会的成立、专业课程的开展,以及专业刊物的发行作为标准。

首先是专业图书的大量出版。国外第一本健康传播相关的理论著作是在 1984 年出版的《健康传播:理论与实践》(*Health communication: Theory and practice*),同年《更好传播的医生指南》(*Physician's guide to better communication*）出版。1985 年,《健康传播：健康专业人员手册》（*Health Communication：A Handbook for Health Professionals*）出版。

其次是有关健康传播的协会的建立、刊物的发布、会议的召开。1985 年美国设置了"健康传播委员会"（Commission for Health Communication），1989 年第一本专门研究健康传播的同行评审期刊《健康传播（*Health Communication*）》出版。同年,在美国国家药物滥用研究所（NIAID）的资助下,第一届肯塔基州"说服性传播与药物滥用预防"健康传播会议召开。1996 年,另外一本在健康传播领域有着重要地位的刊物《健康传播杂志》（*Journal of Health Communication*）创刊。

最后,就是大学中健康传播学专业的设立,这关系着专业人才的培养与学科后续发展。明尼苏达大学、宾夕法尼亚大学、南加州大学、斯坦福大学、肯塔基大学、马里兰大学都开设了健康传播学课程,而肯塔基大学、斯坦福大学和南加州大学现在已成为全美健康传播研究的中心。据美国全国传播学学会的不完全统计,截至 2020 年 4 月,全美各高校中约有 21 个主要的健康传播学的博士项目（可授予博士学位）。截至 2023 年 12 月,全美共有 65 所学校开设健康传播类课程,共开设 77 个健康传播类硕士项目,其中有 15 个为在线授课硕士或混合授课硕士。

健康传播在中国

我国自古有着健康传播、教育的思想萌芽。受限于技术,我国古代的健康教育和健康传播主要依靠人际传播和文献传播两种方式。人际传播的主要表现形式是医者对病家的口口相传、民间传说故事、歇后语、歌谣等,文献传播则主要是医书、儿童启蒙图书、人物传记等。实际上,健康传播活动在我国一直没有间断过。新中国成立以来,我国卫生界、新闻界都有利用报刊等大众传播媒介宣传卫生及健康知识的传统。20 世纪 50—80 年代,我国的卫生宣教配合卫生中心工作,因地制宜地开展了许多的活动,将卫生防病知识送到广大群众手中。

1987 年,全国首届健康教育理论学习研讨会上,第一次系统介绍了传播学理论。虽然此次研讨会参与者集中在医学和公共卫生领域,传播学者的参与较少,但是仍为中国健康传播的系统研究和实践奠定了基础。20 世纪 90 年代以来,伴随我国健康教育事业各个领域的发展,健康传播的理论、内容和方法都不断地扩展与更新。河北大学医学部米光明教授在 1992 年提出,健康传播的主体应该是有专业知识的人,也简要提及了知信行模式。1993 年,全国爱国卫生运动委员会办公室组织北京、上海、华西、河北等医学院校健康教育专业的教师编写了《健康传播学》等一套 4 本专业教材,标志着我国健康传播学的诞生和健康教育学科体系的形成。

最早于 1992 年 3 月发表在医学期刊《中国健康教育》的论文《谈传播学与健康传播》出自医务工作者之手,文中仅对传播、传播学和健康传播三个概念作了简单介绍。直到 1996 年,在一篇名为《传播学中的一个边缘课题》的文章中,王怡红从传播学的视角介绍了健康传播,这也是健康传播首次出现在新闻传播学期刊上。2001 年,张自力的《论健康传播兼及对中国健康传播的展望》刊发于《新闻大学》,这篇文章较为系统地介绍了健康传播的概念、特征、历史背景和发展趋势,提出了我国健康传播领域可能面临的机遇和挑战。

专业书籍的出版与论文发表类似,也有一个由医学背景学者主导向传播学者主导的转向。1996 年,河北大学医学部米光明教授与健康传播学者王官仁合著《健康传播学原理与实践》一书。我国健康传播研究"先行者"张自力本科是临床医学,硕博转向了传播学,他在 2008 年出版了《健康传播与社会:百年中国疾病防治话语的变迁》,在 2009 年出版健康传播教材《健康传播学:身与心的交融》。1996—2008 年这十多年间,也有许多海外健康传播学著作的引入与翻译。不过直到 2016 年,健康传播学著作的出版才蓬勃发展。

各大传媒类院校开设健康传播学课程则意味着健康传播向着传播学更迈进一步。2004 年年末中国健康教育协会传播分会的成立和 2006 年首届中国健康传播大会的召开开启了跨学科合作研究的大门。2016 年,在时任全国人大常委会副委员长韩启德院士的倡导下,由北京大学新闻与传播学院和北京大学医学部研究生院联合创办,在新闻与传播专业硕士(MJC)下设健康传播方向,年招生 10～15 名。2018 年开始,北京大学新闻与传播学院每年主办"医疗·人文·媒介(MHM)——'健康中国'与健康传播国际学术研讨会"。2021 年 4 月,中国新闻史学会第六届常务理事会第三次会议正式通过了关于成立健康传播研究委员会的决议。这是中国新闻史学会成立的第 23 个二级机构,首届秘书处设在复旦大学。同年,清华大学健康传播硕士专业学位(非全日制定向)开始招生,这个专业注重新闻传播与公共卫生领域的学科交叉培养。

健康传播与健康科普

目前,国外对于健康传播的研究主要是在医患传播、健康传播运动、大众媒介上的健康传播、危机传播、健康传播中的新技术、健康传播研究方法 6 个方向。对健康传播领域较为重要的期刊 *Health Communication* 以及 *Journal of Health Communication* 内的论文进行梳理发现,2010—2019 年 10 年里健康传播学界最普遍的研究主题是吸烟、医患沟通、癌症,最常使用社会认知理论、行为计划理论以及框架理论。此外,数据显示这些期刊论文的样本大多来自美国。在互联网背景下,这两本健康传播期刊上刊发了更多探讨"互联网+健康传播"及新时代背景下的健康素养的研究。

在中国,越来越多的学者进入健康传播领域,张自力将健康传播学分为大众健康传播媒介与效果研究、组织健康传播研究、以"医患关系"为核心的人际健康传播研究、健康教育与健康促进研究、健康传播的外部环境研究、健康传播与文化研究、艾滋病等特殊议题研究、健康传播史研究、危机传播研究这样九个议题。在新媒体背景下,健康传播学学者除了不断调整细化原先的议题之外,还将自媒体健康传播的问题、健康类虚假信息传播等健康传播社会问题纳入研究议程。

关于健康传播,目前新闻传播学主要有两种研究范式。一种是实证主义与后实证主义范式,一种是批判、诠释与文化范式。目前国内外主流的健康传播学研究是实证主义与后实证主义范式的研究,通常是在健康信息特征视角下,运用框架理论、精细处理的可能性模型、传输意象模型、启发式系统模型等理论进行研究,强调健康信息的传播与接收;或者是在健康行为干预视角下,运用健康信念模型、社会认知理论、创新扩散理论、计划行为理论等理论进行研究,强调对于行为的改变或者研究健康行动的效果。目前,中国健康传播领域的实证研究议题集中于公共卫生事件、特殊群体关怀、特殊疾病或罕见病、控烟等。西方健康传播领域的实证研究议题集中于控烟、医患沟通、癌症等。不论是何议题,促进健康行动的沟通行为离不开健康科普,健康科普的进行同样也离不开媒介。

健康传播源于包括健康科普在内的健康促进行动,目标都是为了提高民众生活质量和健康水准。发展至今,健康传播逐渐超越健康科普,向更全面、更学术的方向发展,例如对于健康新闻的研究就可以帮助新闻从业者更好地从事相关工作。在前文中,我们已经了解到健康科普是为了提高公众的健康素养水平,从而起到维护健康、预防疾病、改善预后等作用。同时,也可以使公众了解医学的不确定性和局限性,起到改善医患关系,促进社会和谐的作用。在当前信息爆炸的时代,如何高效、准确地传递健康科普知识,成了一个亟待解决的问题。健康传播学学者可以与健康科普者合作构建和优化科普信息的传播框架,提高科普效率,也为更多人提供有价值的参考。

为了更有效地进行健康科普传播,健康传播学的学者基于各类传播模型,为健康科普者提供了一套系统的理论框架。这些模型不仅具有理论指导意义,还能够根据实际应用情况进行调整和优化。健康科普者可以根据这些模型,结合具体的健康科普内容,制订更加科学、合理的传播策略。

在传播实践中,数据收集与分析也尤为重要。健康传播学的学者关注受众的反馈和需求,通过收集和分析相关数据,了解科普信息的传播效果。这些数据可以为后来的健康科普者提供宝贵的参考,帮助他们发现传播过程中存在的问题,从而及时调整策略,优化科普信息的呈现方式和传播渠道。经过不断地优化和调整,健康传播学的学者可以与健康科普者合作创造、修改一系列具有普适性的模型,为全民健康素养提升做出积极贡献。

第二节　健康科普中的媒介

媒介是传递和交流信息的工具,包括语言、文字、印刷品、广播、电视、互联网等。著名的传播学家麦克卢汉则认为媒介不仅仅是信息的传递工具,不同的媒介对于信息的传递和表达方式都有着不同的影响。例如,印刷媒介的特点是文字严谨、逐字逐句,可以产生高度的精确性和线性思维;而电视媒介则更加倾向于感性、非线性,强调即时性和感官体验。要想做好健康科普,就需要对不同的媒介有一些了解。

口语传播

口口相传是最为古老的传播形式,从人类组成原始社会开始,口语就影响着人类进化与发展的进程。直到今天,口语依然是人类最基本、最常用和最灵活的传播手段。回溯历史上的健康科普可以看到,民间谚语故事是影响力最大的健康科普形式之一。不论是老人常说的"寒从脚上起,病从口中入",还是耳熟能详的"An apple a day, keeps the doctor away(一天一苹果,医生远离我)",这些俗语因为通俗易懂得以广泛流传。此外,医者对病家的诊疗、医者对徒弟的经验传授、蕴含健康知识的歌曲戏剧的演绎,都是健康科普的口语传播形式。

口语是靠人体的发声功能传递信息的,在电子传播技术发展之前,只能在很近的距离内传递和交流。口语传播的特点是最为直接便捷,但是由于口语信息的保存和积累只能依赖于人脑的记忆力,所以记录性较差。口口相传的内容经常会在传播中"变形",所以需要辅以其他媒介进行记录。随着技术的发展,人们可以跨越时空限制获取以前口语传播传递的信息,但是面对面的口语传播依旧有其价值。因此,许多医生、医学生会走入学校、社区、企业等开展日常的健康科普讲座,促进疾病预防与早筛。许多医院也会定期举办科普讲座,给患者及患者家属分享更加专业的健康知识,提高患者的依从性。

文字传播与印刷传播

文字是人类传播史上第二座重大里程碑,使人类进入了一个更高的文明发展阶段。克服了口语传播的转瞬即逝,文字可以把信息长久保存下来,使人类的知识与经验的积累和储存超越时空限制。在初始阶段,文字信息只能人工拓印或誊抄,生产规模较小,基本上只有统治阶层、官吏以及读书人才能看懂文字。直到印刷术的出现才使得文字得以更广泛地传播。宋代毕昇发明了胶泥活字印刷术,元代和明代又先后出现木活字和锡、铜、铅活字。15 世纪 40 年代,德国工匠古登堡在中国印刷术的基础上创造了金属活字排版印刷,并改装成印刷机,使文字信息的机械化生产和大量复制成为可能。

书籍承载的健康内容信息量大且可以代代相传,印刷术的发明使得书籍更加便携,方便更多人阅览。《黄帝内经》《伤寒杂病论》《神农本草经》《难经》是中医的四大经典著作,《素问》《灵枢》《千金方》《小儿药证方论》《洗冤录》等医学书籍更是远播南亚、西亚、欧洲等地。不过对于多数读者来说,医书有些晦涩难懂,因此一些医家采用文学形式来编写医书,例如,宋人崔嘉彦的《医方药性赋》、元人胡仕可《图经节要补增本草歌括》、明人刘全备的《注解药性赋》,以及《珍珠囊药性赋》《医学实在易》《医方不求人》等中医科普书籍。

近现代的报刊因为更具有时效性且容易获得,成为比书籍流传度更广、区域内影响力更大的媒介。19 世纪 20 年代,中国近代首批报刊《察世俗每月统记传》《东西洋考每月统记传》中已出现关于健康的文章与医学专版。直至 1911 年,我国已有《西医新报》《医学报》等 11 种西医报刊问世。中华人民共和国成立前,我国医学报刊品种达到 501 种,许多综合类报纸也有医学副刊或健康专版。现存历史最长的医学报纸是《健康报》。1931 年,《健康报》诞生于江西瑞金,是我国革命根据地最早创办的卫生专业报,创始人是时任中央苏区前敌委员会总军医处处长的贺诚同志。当时的报纸是一张不定期出版的黄麻纸油印小报,报头为"健康"二字。此后的 90 年,《健康报》从当初的一张油印小报发展成一份在全国有重要影响的中央级大报。《大众医学》创办于 1948 年,创办至今,历史悠久,影响广泛,是现在历史最悠久的医学科普期刊。20 世纪 80 年代,以《中国家庭医生》《健康》《健康世界》为代表的医学科普杂志如雨后春笋在全国出版发行。健康杂志相较于报纸,虽然时效性差一些,但是科普内容信息量更大。

"扫盲运动"以前,中国广大群众的识字率较低。因此在电子传播时代以前,图像也是非常重要的传播手段,宣传画、海报等平面广告形式的健康科普成为面向广大群众的科普形式。现今时代的海报宣传注重精准的、艺术化的传达将科学与艺术巧妙融合,在设计上符合不同时代、人群的特征,依旧是科普的重要形式,令人过目不忘。

电子传播

电子传播打破了口头传播和文字传播在空间距离和速度上的限制,使得声音和图像也可以在远距离之间传播。广播和电视实现了声音和影像信息的大量复制、传播及历史保存。此外,依靠声像传播信息,感染力极强,使受众的信息接收能力大大增强。

根据中国广视索福瑞媒介研究(CSM)统计(见下表),2017—2019 年,上星频道播出的健康栏目主要有养生科普、健康咨询、医患关系和健身饮食四类,从节目形态角度看,主要有演播室谈话、纪录片、真人秀和专题四类。

2017—2019 年上星频道收视率较高的健康类栏目分类(17:00—24:00 时段)

节目内容	节目名称	节目形态	播出频道
养生科普	养生堂	演播室谈话	北京卫视
	我是大医生	演播室谈话	北京卫视
	中华医药	专题	中央台四套
	小儿大健康	演播室谈话	浙江卫视

续　表

节目内容	节目名称	节目形态	播出频道
养生科普	小儿大医生	演播室谈话	浙江卫视
	扁鹊会	演播室谈话	上海电视台纪实频道
	医生开讲	演播室谈话	贵州卫视
	职场健康课	演播室谈话	中央台二套
健身饮食	减出我人生	真人秀	江苏卫视
	重量级改变	真人秀	江苏卫视
	饮食养生汇	演播室谈话	湖北卫视
健康咨询	健康之路	演播室谈话	中央台十套
	朋友圈健康说	演播室谈话	安徽卫视
	健康大问诊	演播室谈话	安徽卫视
	健康有道	演播室谈话	广东卫视
医患关系	生命缘	纪录片	北京卫视
	人世间	纪录片	上海东方卫视
	生门	纪录片	上海东方卫视
	生命时速紧急救护120	纪录片	上海东方卫视

数据来源：CSM 媒介研究

其中，中央广播电视总台开设的"健康之路"栏目是大陆地区最早的健康类节目，于 1996 年首播，这档节目是一档以关注大众身心、保健意识、倡导健康生活为主旨的谈话类服务节目。2004 年，CCTV - 卫生健康频道开播，为整合国内医疗以及电视制作资源优势，扩大频道影响力，由中央广播电视总台和上海文广集团共同运营，在上海制作并面向全国播出，频道呼号为"卫生健康"。2009 年，北京电视台开办"养生堂"栏目，采用演播室访谈结合专题片的方式制作播出,影响着亿万中国人的健康观念和生活方式,成为中国最大的全民普及健康课堂。除了谈话类节目,上海文广集团在 2008 年推出过娱乐节目"36.7℃明星听诊会",节目会邀请一定数量的嘉宾、专业医生以及中老年观众,围绕特定健康话题展开讨论,交流和问答,每期节目模式不完全固定,在上海地区观众中获得不错的反响。2012 年,卫生部(现国家卫生和计划生育委员会)主管的专门的健康科普卫星频道"百姓健康频道"开播,"央广健康"频道也于其后正式开播。

健康类电视栏目也在不断推陈出新,推出医疗纪录片、健康科普脱口秀等有深度或有趣的节目。2014 年,北京卫视播出医疗纪实节目《生命缘》,24 小时记录北京的医院里发生的真人真事,每期节目都将镜头聚焦于北京的一家医院,记录生死最前沿人性的多面性,力争还原真实的医患关系。同年,东方卫视推出季播节目、观察式医疗纪实节目《急诊室故事》,通过记录治疗与抢救时的日常画面,呈现医患故事中的人情冷暖。之后又制作播出《人世间》《生门》《生命时速紧急救护 120》,均获得较高的收视率。电视节目也尝试用近年来被越来越多人熟悉的脱口秀形式来做健康科普,上海教育电视台在 2021 年推出大型健康科普电视脱口秀节目《健康脱口秀》,在沉浸式的脱口秀舞台中,用健康的金句辟谣,探索科普新模式,帮助市民养成健康生活方式。

相较于健康节目大多通过谈话、服务来传递健康知识,医疗剧则通过虚构的精彩故事情节吸引受众,传递健康知识与健康观念,调和医患关系。作为健康传播的电视剧实践,医疗题材电视剧在全球范围内都产生了重要影响。像美国的《急诊室的故事》《实习医生格蕾》《良医》《豪斯医生》《芝加哥急救》,日本的《白色巨塔》《X 医生:外科医生大门未知子》《仁医》《产科医鸿鸟》《紧急救命》《黑色止血钳》,英国的《呼叫助产士》《疼痛难免》,还有中国的《妙手仁心》《白色强人》《星空下的仁医》《医者仁心》《心术》《关于唐医生的一切》《谢谢你医生》《问心》《中国医生》等,都深刻地影响了观众对健康相关问题的认知,也吸引了许多学生报考医学专业。

此外,日本曾经还推出过动画作品《工作细胞》,将人体细胞拟人化,通过有趣的故事解释各种可能引发疾病的病菌以及科普人体器官的日常功能,让本来看起来晦涩的医疗健康知识浅显易懂。其中,"血小板"那可爱的形象使其在全球都拥有许多粉丝。

网络传播

互联网给人类社会带来了新的变革,基于互联网,全世界的人都可以通过电脑、手机等终端与其他人更方便快捷地沟通。网络传播突破了大众传播单向的线性传播模式,融人际传播、组织传播和大众传播于一体,具有强时效性、高互动性、信息数据量庞大、多媒体功能复杂的特点。这对于健康科普而言,影响也是巨大的,时效性意味着可以更迅速地推出紧跟时事的健康科普内容;互动性体现在网络赋予了所有人接近信息的便捷性和对话的底气,做健康科普的人也可以听到更多人的声音;多媒体功能的复杂化既增加了科普的丰富程度,同时也对做健康科普的人提出了更高的要求;海量的信息意味着想要抓住受众的注意力变得更为困难,这就需要不只是做内容,还要及时监测、分析数据。

从新浪、搜狐、39健康网等互联网类门户网站纷纷开设健康科普栏目,到医院、医生、医学生在微博、微信公众号、小红书、哔哩哔哩(bilibili)、抖音等社交媒体平台开设账号,可以说网络传播时代是做健康科普最好的时代,也是最难的时代。由于互联网的发展,医患关系从线下发展到线上,出现了远程医疗等一系列传播形态。研究发现,专业人员使用社交媒体进行健康传播的主要障碍是效率低下和缺乏技能。已有许多健康传播学者对健康科普社交媒体账号进行研究分析,主要有以下三类。

(1)医院注册运营的微信公众号或抖音账号

何东等对全国三甲医院的官方抖音号运营情况进行分析,发现目前大部分三甲医院的官方抖音号运营效率不佳,发展水平不高,公众参与度较低。也有研究对中南大学湘雅医院或北京中医药大学东方医院这样的医院的抖音号进行了个案分析,同样发现存在一些可以改进的部分。

（2）平台上的医生账号

马一琳对新浪微博头部的医生博主账号内容及传播指数进行分析，发现医生博主具有专业知识但是没有新媒体运营技能，但他们的健康传播有益于医患关系，所以还是需要去开展。李婉钰对"余昌平医生"的短视频进行了量化分析，总结了这个医生的内容生产与传播模式，发现指明"情感动员"可能是未来科普自媒体运营趋势。

（3）头部健康科普自媒体账号

截至 2024 年 2 月，仅以"丁香医生"为关键词在"中国知网"上进行搜索就可以找到 37 篇期刊文章、89 篇硕士学位论文和 5 篇会议文章。大部分学者多是对"丁香医生"进行框架分析或特征归纳，从而得出优缺点与改进意见。王刚和顾婉莹将"丁香医生"与"第十一诊室"放在一起研究发现，新媒体健康传播可以弥补知识鸿沟，还可以在社会支持等层面建构女性赋权话语。

想要改进现有的健康科普内容，就需要对社交媒体的底层逻辑有所了解。社交媒体的基本思维是"深谙人性，鼓励参与；赢得共鸣，启动社交网络；巩固关系，激发社群效能"。"高度压缩"成为社交媒体传播的主要特征，即简明、清晰、准确。不过，深度表达仍然具有其存在的合理性和价值，哔哩哔哩（bilibili）合作推出的医疗类纪录片广受好评就是最好的证明。

智能传播

随着 ChatGPT、文心一言、New Bing、星火等人工智能技术驱动的自然语言处理工具的全民普及，我们得以看到智能传播的全景及前景。健康科普的制作因为人工智能而变得易如反掌，但是随之而来的问题是人工智能可能会提供误导性信息，导致错误的健康决策或行为，不准确的健康信息也可能会引发受众的焦虑或恐慌。值得注意的是，如果用户过分信任不准确的健康信息，可能会忽略专业医疗人员的建议和治疗方案，导致健康问题得不到妥善处理。这对于健康科普者来说是新的挑战，也是新的机遇。

当下是智能传播时代的起跑线,如何玩转网络传播,我们要做到以下几点,最后一点非常重要。

- 利用好人工智能的内容创作能力,辅助健康科普的内容生成与制作。
- 复盘已有的数据,学习最新的技术,增加"网感"。
- 预见机器与算法驱动传播的未来,重新审视人的价值,为健康科普增加更多医学人文的内容。

第三节　健康科普的发展研究

健康科普史离不开社会发展史与媒介发展史,随着一次次的科技革命,社会观念的不断变化以及媒介技术的不断进步,健康科普逐渐演变成为今天我们所熟知的形式。

中世纪以前,健康科普的传播主要依赖于口口相传的方式。各种文化中都存在关于健康和疾病的神话、传说和民间疗法。随着印刷术的发展,健康科普开始以书籍和期刊的形式出现。启蒙运动时期的健康科普开始强调理性思维和实证研究,对迷信和神秘主义视角下的健康科普进行了纠偏。工业革命的兴起导致了城市化和工业化进程的加速,同时也带来了城市环境污染和疾病的蔓延。各国政府开始通过健康科普来改善公共卫生和公众的健康状况。

近代中国,健康政策的推出与健康科普的进行主要服务于本土医学精英传播公共卫生知识和"科学现代性"观念的目的,同时服务于现代民族国家建设的政治目标。爱国卫生运动作为国家层面的健康促进行动,背后是"国家"话语介入疾病传播的场域,国家的"在场"给民众带来爱国与健康的认知,仪式健康开始初具萌芽,这种"仪式性健康"在之后的医疗卫生实践中被反复印证。随着信息技术的发展和互联网的普及,健康科普进入了去中心化的数字化时代。健康科普平台如健康网站、医学博客、社交媒体等成为公众获取医学知识的重要渠道。医学专家和健康科普从业者通过这些平台向公众传播医学知识、解答健康问题，提高公众的健康素养。

健康科普面临的挑战

健康科普在当今社会扮演着至关重要的角色，它不仅帮助人们更好地了解健康和医学知识，还有助于增强公众健康意识、预防疾病、提升医疗素养。然而，健康科普在网络传播时代面临着一系列挑战。

（1）唯流量论

互联网时代，大量的健康信息充斥着网络，以"医生"为标签的自媒体账号也层出不穷，其中不乏以"医生"这个职业标签为噱头，发布内容看似是健康科普，实则是为各类产品做推广。对于医院或医生这些坚持公益普惠的健康科普内容创作者而言，他们的内容有时很难与这些商业化的健康科普内容竞争，因为后者经常做一些猎奇的内容来吸引注意力，还有更大的预算和资源来进行推广和营销。这导致了一种"唯流量论"的现象，即内容的优劣往往取决于其能否吸引大量的点击和关注，而不是其科学性和实用性。

（2）真假难辨

现有的健康科普信息中，很多内容的来源并不可靠，真假信息难以区分，这给公众带来了误导和困扰。最为常见的失真健康信息是"错误性拼接"，即以严重夸张、故弄玄虚的标题吸引用户点击健康信息链接或新闻，点击之后打开的是错误性拼接的失真信息，例如"用醋泡过的这三样东西有益健康，一定要给亲人看"这样的伪养生内容；还有"错误性情境"，即正确的内容在传播过程中用了错误的情境，例如抛开剂量谈毒性的"食物相克论"；还有"虚假性信源"，即伪造可靠的信源发布信息的情形，例如"钟南山又发话了，抓紧看看"一文以钟南山为信源，实际上是胡编乱造的内容。此外，还有很多形式的失真信息，基于熟人关系网络的社交媒体平台上非常容易出现失真健康信息的广泛传播，这些深谙自媒体流量秘密的账号发布的许多文章能轻轻松松成为阅读量"10万＋"的爆款文章。由于医学领域的知识通常较为专业和复杂,如何将专业知识转化为通俗易懂的语言并传播给大众,这对于医院、医生这些创作者来说是一项挑战,相较于吸引眼球的失真信息,真正的专业健康科普阅读量寥寥无几。

现有的应对方法

为了应对上述挑战,政府、平台已经采取一系列策略来推动健康科普的健康发展:

（1）强化内容审核与监管

首先,平台应加强对健康科普内容的审核和监管,确保信息的真实性和准确性。对于虚假信息、误导性内容,应及时删除并追究相关责任。2021年,抖音发布《抖音社区医疗公约》,禁止非认证用户使用医生描述,也禁止其发布疾病预防、诊断、治疗、用药等医疗相关内容,违规用户将被重置账号名称,相关内容将被下架,严重者将封禁账号;泛健康类商品(如特殊化妆品、草药等)禁止宣称医疗功效;推拿、按摩、刮痧、拔罐等养生保健行为,禁止宣传有疾病治疗功效。截至2021年3月底,抖音封禁了560个发表医疗广告等可能对用户产生欺骗、诱导消费的账号,28个资质虚假的医生账号、690个被用户举报的不良账号,千余篇伪科普内容。2023年,小红书开启新一轮医疗专项治理,严格把关医生专业身份认证和医疗健康科普发布门槛,并对MCN(多频道网络,Multi‐Channel Network)机构违规批量发布套路医疗伪科普内容进行严厉打击;另一方面,持续治理医疗领域违规营销现象。从2022年11月到2023年4月,小红书处置46.9万篇医疗违规笔记,取消1 007个不合规医生资质认证,对1 157个违规导流医生账号进行永久禁言,并处置涉嫌做号、发布同质化内容的账号5 579个。可以说,平台的管理可以有效规范健康科普的发布,但是仍需要不断地推进。

（2）提升创作者传播能力

提高健康科普创作者的素养是应对挑战的关键。通过跨学科合作,培养更多具备医学和传播学背景的专业人才,提高他们的传播技能和能力,使他们能够更好地将健康知识传播给大众。对此,为培育"医学＋传播"复合型人才,上海率先在全国推出健康科普人才能力提升专项,重点培养运用健康科普和健康传播手段、从大众视角普及医学和健康知识的高端科普人才和青年英才。此外,各区科学技术协会、卫生健康委员会也积极推出健康科普能力提升研修班,课程内容涵盖健康科普图文设计制作、科普文章撰写、科普视频音频制作及健康科普表演类节目编排等内容,通过理论学习、案例分享、课后作业实战演练、基地实践等多种形式开展,全面提升学员团结协助与健康科普创作能力。

（3）加强公众教育

公众是健康科普信息的接收者,提升公众的媒介素养和批判性思维至关重要。可以通过开展健康科普知识竞赛、举办线上线下讲座等方式,帮助公众提高识别真假信息的能力,避免受到失真健康科普信息的误导。目前,央视以及各地卫生健康委员会经常推出健康教育相关内容,例如:央视网发布《科普 or 离谱？超半数科普视频不靠谱……网友：还能信吗》文章,云南省卫生健康委员会转发《甄别真假信息　倡导健康生活》短视频等。

未来发展趋势

2023 年 10 月,《数字时代中国医生健康科普评价报告》专家研讨会召开,研究团队经过多轮的数据搜集和分析判断,最终确定了认证为医生的 930 个抖音账号、10 346 个微博账号,以及排名前 200 位的微信公众号。该报告通过对微博、抖音、微信公众号这三个平台的医生账号及内容抽样分析,总结出一些重要发现,我们也可以从中看到未来发展趋势。

（1）内容为王

随着数字技术的迅猛发展和普及,健康科普内容传播方式也在发生变革。医生们积极运用评论、超级话题（简称超话）、群聊、数字符号等数字平台上的互动方式,将专业的医学知识以更直观、更易懂的形式传递给公众。在微博上,医生经常通过发布照片对比,展示患者在接受治疗后的显著变化,从而直观地展现疗效。抖音上,医生则借助贴图特效与机器配音等功能,将复杂的医学知识转化为生动有趣的短视频,帮助公众更好地理解健康科普内容。这些创新性的科普形式不仅增强了健康科普内容的吸引力和传播效果,也拉近了医生与公众之间的距离。然而,当前数字技术与健康科普内容的结合仍显得过于娱乐化,缺乏足够的深度和严肃性。未来可以在数字逻辑、科普逻辑及健康逻辑的深度融合方面做出一些尝试,以推动健康科普内容的进一步发展。

（2）数智赋能健康科普

数字传播语境孕育出具有创新性的科普形式。比如医生与公众在超话群、抖音评论中直接进行互动,对科普中的某些内容进行交流,这种医生-受众共创模式为健康科普内容提供了独特的提升路径。此外,一些脱口秀和艺术的表达形式也增强了健康科普内容的触及面和接受度。随着大数据和人工智能技术的普及和发展,未来健康科普也可以基于数据分析和智能算法,更容易地创作更多形式的健康科普内容。

（3）具身健康科普

同时,我们不能忽视线下科普的重要性,"具身"就是重申"身体"在传播中的价值和意义。根据数据可以看到,在主管部门的大力支持下,医生科普近几年呈蓬勃发展的趋势,三大数字平台上的健康科普内容数量增长明显。但是,在这样一个信息冗余的时代,线下的面对面交流反而变得尤为可贵与高效。因此,线下走入社区、学校进行健康科普在智能传播时代也是一大趋势。医生可以通过面对面的讲解、互动和答疑,为公众提供更深入、更全面的健康科普服务。线上线下相结合的科普方式也能够一定程度弥合"数字鸿沟",关注到更多数字弱势群体的健康信息需求,推动健康科普事业的全面发展。

（复旦大学新闻学院　王　迪　金嘉怡）

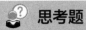 **思考题**

健康传播与健康科普的区别是什么？

人工智能的发展会给健康科普带来怎样的变化？

作业

基于你感兴趣的健康话题，策划一次健康科普活动，形式不限，注意媒介的选择。

健康科普呈现手段的特点

科普的形式五花八门、丰富多彩，因对象不同、场合所需，科普的呈现形式一般都要"因人而异""因地制宜"，特别是近年来新媒体技术的快速发展，让科普的"万花园"更是多姿多彩，也带来了各行各业科普新气息。科普魅力无限，大有可为，需要掌握科普的最基本呈现手段有文字、图片、影像、声音。

本讲重点介绍文、图、影、音的特点和基本特征，介绍融媒体发展的趋势和科普创作应掌握的原则。

第一节　文图影音，各有各的精彩

文字表达是一种基础性能力，不但是科普文章、文艺作品等的主要承载形式，也是医学专业人员最重要的工具手段，需要长期的积累与训练，如逻辑和表达能力、修辞和创作技巧等。文字表达能力通常体现在写作技巧和能力，涉及医学生乃至医务工作者学习、生活、科研、临床等方方面面，不仅仅是科普创作与写作。文字表达能力的训练可谓是一劳永逸、受益终身的技能，何时开始都为时不晚。同样，随着图片、影像、音频等技术的普及，以及读者接受程度的提高和喜好的变化,虽然不如文字表达的应用范围广泛,但影音制作能力也成为医学专业人士综合能力的一部分。

文图影音,各有特点

作为非文图影音专业学习或工作者,对文图影音的认识和能力多停留在基础教育阶段,部分能力比较突出的,多与学生社团或社会志愿服务活动积累有关,但也并不系统。在没有类似训练的情况下,相关技能更不专业和熟练。因各种需要使用文图影音手段去创作和表达时,往往很被动,事倍功半,效果不尽如人意。科普是一个需要对专业内容根据不同对象、场景和效果进行综合分析表达的领域,相关能力不足的短板就更明显了。

在健康科普领域,文图影音科普呈现上有哪些特点呢?

即便是今天媒体极为发达的环境下,健康科普的主要形式依旧是以文字呈现的,一方面是医学专业的特点,文字具有比较丰富表达创作空间,从而达到和科普目的接近的传播效果。另一方面,传统的科普期刊、图书、报纸等依旧具有较好的影响力,专业编辑、记者能够对医学专业人员的创作起到很好的帮助,通力合作进而实现科普"一加一大于二"效果。在文字科普创作的同时,近年加入漫画、手绘、图片等图文结合的表达形式,成为风靡一时的亮点。一般的微信公众号已广泛采取图文形式,符合手机作为媒介终端的特点,让读者轻松愉悦地获得相关知识,部分科普图书也采取了"图说"形式,同样得到读者的认可与关注。相对于漫画或图片,健康科普图文创作中技术图"门槛"较高,一般需要在专业人员的指导下,由绘图制图人员完成,费时费力,而且需要围绕公众的认知和接受程度进行创作,才能达到预期的效果。逐渐流行起来的短视频和微电影等影像表达方式,更容易让公众看到人、事、物,"眼见为实",但需要脚本或摄影技术上做到位,科普的效果才会凸显。单纯的音频类健康科普节目,在中医文献解读或播讲、中小学生的儿童剧等领域需求明显,而一本书的音频版是比较容易的内容转换形式,但如果涉及较多的专业术语或知识,效果往往并不理想。

文图影音，为我所用

不同的医学专业内容或健康科普领域，如何根据文图影音呈现方式的特点，为我所用呢？核心原则是立足专业，把握需求，研究受众，与时俱进。随着学科细分和专业发展，专家越来越"专"，对公众进行科普的挑战越来越大，能力要求越来越高，做不好很容易产生"越普及越离谱""怎么说也说不明白"等问题。虽然文图影音最终的呈现上有所不同，要根据需求和不同的对象进行周密"策划"，也就是媒体人常说的选题策划，进而形成写作提纲、图片呈现、拍摄脚本或者朗读播音稿，以此为一个总纲贯穿始终，引导科普创作全过程。

应该说，科普创作没有最好只有更好，不同的医学专业领域的内容有其适合的表达形式。在科技部公布的 2023 年度全国优秀科普作品中，《医界探案：感染病科的故事》《救命的身体信号》科普图书从书名就容易理解，易于接受这些感染传染病学、急救抢救专业所独特的科普表达方式。而在多数的医学相关专业，学科内容、特点并不突出，科普创作角度只能泛泛而谈，比如《少吃油 吃好油》《新药的故事》《脑卒中：与时间赛跑》《一生健康的用药必知系列科普丛书》等，也不影响这类书成为"好书"。这一类是现今医学科普的"主流"，还是属于传统专家导向的科普范围，总体看，尚有特点不鲜明、内容专业不贴合实际所需等不足。而《胃，你好吗》《蛤蟆先生去看心理医生》等则较好地在专业基础上，围绕受众的需求进行了创作，以人文科普创作的立足点，或者拟人化方式进行创作，不论是呈现形式还是最终效果，都领先了一步。也可以想象，从最初角度设定出发，文字逻辑、呈现方式紧随其后，都有了一个核心或者主线，最终达到科普创作的"形散而神不散"，如果进一步围绕这个主题进行影像或音视频的创作，也是有章可循，立体而丰富的。

上面所说是围绕医学专业内容选择恰当的形式进行策划，从科普的多样性和丰富性角度，这还只是一个起步。即便在某个适合讲故事的传染病或急诊急救领域，作为一名科普创作者也可以找到更多的由头，比如社会热点事件、最新发表的指南或科研成果、鲜为人知的细节、似是而非的误区等，尝试进行文图影音的创作。而这一切的关键在素材的收集、提炼，创作时机的把握，科普才能厚积薄发。

文图影音，技能提升

作为医学专业人员不可能把主要精力用在科普创作上，在新媒体快速发展背景下，虽然有不少"大 V""网红"医生一夜走红，他们用碎片化的时间坚持发帖、录制视频，但这样的时机并非一直能遇到，毕竟还只是小众现象。对大多数专业人士来说，更可行的办法是围绕文图影音等基本呈现形式，选择擅长的一两种，学习相关知识和技巧，持之以恒，最终成为科普这一傍身技能。

科普的本质是公益的，追求或探索科普事业，也最好淡化或去除功利之心。不忘初心，方得始终。"医路向前巍子"自媒体号运营者高巍医生曾说"写文章就像是一场修行，贵在坚持，少一些抱怨，多写一些故事，用故事来讲一个简单的医学知识。""文章是要连接患者的。我们写科普是为什么，为了自己从医生角度去抱怨吗？我们为什么不能换位站在患者的角度去思考，去理解他们对疾病的恐惧和就诊的艰辛呢？""穿上白大衣，拿起听诊器，我们是医者，我们救死扶伤，脱下白大衣，拿起麦克风，我们是主持人，是演说家，是健康的传播者，让我们一起努力，助力健康中国发出最美声音。"

关于科普的文图影音呈现形式背后的写、说、拍的三大基本能力，还是需要花点心思、用心去训练的，而外围的技能涉及传播学、新闻学等，要掌握内容定位、制作技巧等。鉴于医学专业人员的特殊性，在科普路上如果能组织一个团队或与媒体团队合作，避免单打独斗，创作的乐趣或许更能被激发出来，从而行稳致远。

第二节　科普新形势与媒体新技术

习近平总书记指出，"没有全民科学素质普遍提高，就难以建立起宏大的高素质创新大军,难以实现科技成果快速转化"。2022 年 9 月,中共中央办公厅、国务院办公厅印发《关于新时代进一步加强科学技术普及工作的意见》提出,坚持把科学普及放在与科技创新同等重要的位置,强化全社会科普责任,提升科普能力和全民科学素质。与此同时,我们身处一个新媒体技术不断演变的时代,在多种媒体迭代、迅速发展的过程之中,新媒体传播的功能价值也值得重视与评估。习近平总书记指出,全媒体不断发展,出现了全程媒体、全息媒体、全员媒体、全效媒体,信息无处不在、无所不在、无人不用,导致舆论生态、媒体格局、传播方式发生深刻变化,新闻舆论工作面临新的挑战。

科普新形势

2002 年《中华人民共和国科学技术普及法》颁布,随后相继颁布、出台《全民科学素质行动计划纲要》(2006 年)、《"十四五"国家科技创新规划》等文件,我国科普事业快速发展,科普领域不断拓展、"出圈",其范围已不限于科普展览、科普展教品、科普图书、科普影视、科普玩具、科普旅游、科普网络与信息等领域,一些地方的科普园区和产业基地陆续推出,一批有影响力的知名科普品牌也受到社会公众的关注。人才政策等出台,带动了科普人才精细化、专业化培养。以专业科技馆为例,数量越来越多,科普专业人员能力越来越强,公众认知度越来越高,很多场馆成为"网红"打卡点,通过各种展陈主题和方式,功能迭代升级,影响越来越大。

在医药卫生领域,党的十九大报告明确提出实施健康中国战略,对卫生健康事业发展提出新的、更高、更全面的要求,工作重点从"以治病为中心"转变为"以人民健康为中心",关注生命全周期、健康全过程。特别是《健康中国行动(2019—2030 年)》要求,医务人员掌握与岗位相适应的健康科普知识,并在诊疗过程中主动提供健康指导。各医疗机构网站要根据本机构特色设置健康科普专栏,为社区居民提供健康讲座和咨询服务,三级医院要组建健康科普队伍,制订健康科普工作计划,建设微博、微信公众号等新媒体健康科普平台。开发健康教育处方等健康科普材料,定期面向患者举办针对性强的健康知识讲座。完善全科医生、专科医生培养培训课程和教材内容，显著提高家庭医生健康促进与教育必备知识与技能。建立鼓励医疗卫生机构和医务人员开展健康促进与教育的激励约束机制，调动医务人员参与健康促进与教育工作的积极性。将健康促进与教育工作纳入各级各类医疗机构绩效考核，纳入医务人员职称评定和绩效考核。2022年上海市人力资源和社会保障局、上海市卫生健康委员会、上海市中医药管理局公布《关于深化上海市卫生专业技术人员职称制度改革的实施意见》，工作实绩上新增关于科普工作的要求，摘录如下：

> 作为第一作者，在省部级及以上科普期刊上公开发表与申报专业相关2 000字以上的科普文章；或作为主编，公开出版与申报专业相关的专著；或在省部级及以上的官方媒体发布与申报专业相关的科普作品（文字稿2 000字以上，视频不少于5分钟）；或完成与申报专业相关的局级及以上科普课题、科普项目且成果通过验收（局级排名第1，省部级排名前3，国家级排名前5）；或获得与申报专业相关的局级及以上科普奖项（局级排名第1，省部级排名前3，国家级排名前5）。

由此可见，随着国家对科普事业的重视和相关政策，专业技术人员可以把科普作为职业方向，在科普领域闯出一番新天地。即便是从事专业技术工作，也需要掌握一定的科普技能的提升，才能成为"两翼齐飞"的新时代专业工作者。在医药相关领域内，更是如此。

媒体新技术

我们说到科普的文图影音呈现形式，最终还是要通过各种途径，包括空间、人际、媒体媒介等发布传播出去，而最终的核心途径还是媒介，因此在创作过程中，应该对新媒体技术、现状与未来趋势予以足够的重视，掌握科普创作的融媒体视角或跨媒体能力。所谓融媒体是指充分利用媒介载体，把广播、电视、报纸等既有共同点，又存在互补性的不同媒体，在人力、内容、宣传等方面进行全面整合，实现"资源融通、内容兼容、宣传互融、利益共融"的新型媒体，融媒体不是独立的实体媒体，而是一种整合资源的运作模式。

专家认为，在新媒体传播过程中，优秀的创作都应该具备跨媒体的能力，这就对创作者提出两个要求，一是叙事性的创作，即讲好故事；二是互动能力，而医学科普传播跨媒介讲好故事，其互动方式包括推送、补充（多媒介互补）、搭桥、体验等。在5G技术、人工智能、虚拟/增强现实技术等即将深刻影响生活、改变现实的背景下，健康传播也必然会有根本性的改变，而在这个变革中内容原创性依旧是核心价值，如何接受应对挑战，需要每一位科普创作者认真对待与思考。

从创作者的角度，如何从媒介或传播技术的角度，思考和规划自己的"产品"呢？不妨掌握三个原则，避免无意中"入坑"。

（1）紧紧咬住"独特性"，避免"千人一面"

独特性是指人无我有、人有我精、人精我特的看家本领，可以是个人特质、内容资源、专业资源、品牌辨识等，围绕独特性进行文图影音创作、传播，才会在如今信息海洋中脱颖而出。传播技术的迭代，媒体产品的层出不穷，似乎永无止境，关注技术及其背后的用户特征，为我所用，避免被牵着鼻子走，"打一枪换一个地方"，是我们要特别关注的一个原则，而且要"咬定青山不放松""一条道走到黑"。独特性还有一层含义，就是原创性，内容为王，高质量内容始终是媒体的根本立足点和核心竞争力。

（2）时刻不忘"创新性"，避免"老生常谈"

创新性是科普创作的核心要义，专业内容并不是日新月异的，科普要普及什么，这一直是困扰专业人员进行科普的问题，也是有很多争论和讨论的问题。从大众或受众的心理来看，求新求异是一个基本的新闻传播基础，所谓狗咬人不是新闻，而人咬狗才是新闻。创新性也涉及内容、技术、人群等方方面面，研究受众的需求并结合独特性进行创作，或许就会让科普不那么老生常谈，让科普创作永远有无穷的话题和动力。在创新的过程中，要站在全媒体的视角，借助移动互联网思维，打破内容形态的界限，围绕新媒介新理念进行内容生产、分发和设计,真正形成全媒体形态下的内容生产能力。

(3) 与科普并不相悖的"专业性",避免"人云亦云"

虽然科普尚未列入国家高等(高职)教育专业目录,但并不影响科普的专业性,而且专业人员从事科普工作的社会环境、需求也已有国家层面的要求和推动。2023 年 9 月 15 日,国家自然科学基金委员会印发《国家自然科学基金委员会关于新时代加强科学普及工作的意见》,强调将科普成果列入项目成果中。2023 年 4 月,科技部发布公开征求《中华人民共和国科学技术普及法(修改草案)》意见的公告,新增并单独设立科普人员一章,强调"鼓励建立符合科普特点的职称评定、绩效考核等评价制度,为科普人员提供有效激励"。当月,中国科协印发《关于开展 2023 年度自然科学研究系列科普专业职称评审工作的通知》,试点开展在京中央单位自然科学研究系列科普专业职称评审工作。这是国家相关部门首次开展科普人才职称评定,也是首次在自然科学研究系列职称评定中创设科普专业。有专业支撑的科普是科普创作的源头活水,也将为科普科学性、专业性打上鲜明的符号,从而更广泛地打击"伪科学""谣言"等。

总之,科普的文图影音创作需要技巧,传播和发展需要社会公众参与、技术的实现,专业技术人员掌握相关手段,必将造福社会,也将极大地推动个人能力的全面提升。

(上海科学技术出版社 贾永兴)

 思考题

不同的医学专业适合的科普呈现形式? 择一二熟悉的专业论述。

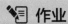 **作业**

选一篇科普文章,并将其改成短视频脚本。

第四讲

受众、定位：科普的适用性

本讲主要探讨健康科普在不同对象、媒介下的适用性，以及科普过程中的人文性和伦理考量，旨在确保健康科普内容的精准传达和有效实施，同时兼顾不同文化与背景下的科普实践。

第一节　健康科普的受众与定位

健康科普的媒介：拓展多元的科普形式

健康科普的媒介指储存和传递健康科普信息的物质工具。把握当前媒介的发展趋势，充分认识各种媒介的特点，根据现实灵活使用，才能提高传播速度和精准率，扩大传播范围，达到更好的传播效果。下面列举当前健康科普一些常用的媒介及其特点。

（1）海报

使用简短的文字和直观的图片，清晰明了地传达健康科普信息，简单易懂；可以张贴于学校、社区、医院、办公楼、公共场所的宣传栏向大众进行科普。

（2）折页和宣传册

使用简单通俗的语言和丰富的插图，内容往往是围绕某个健康主题科普知识要点，便于学习、携带和保存；适合医疗卫生机构发放给患者，放置在资料取阅架，居民委员会入户发放，以及在相关科普活动、讲座上发放。

（3）书籍

采用清晰的分类标准和逻辑脉络，将针对某个人群或某个领域相关的科普知识汇聚一册，供有兴趣或有需要深入了解的人群进行更加系统全面的学习。

（4）报刊

定期发布，有稳定的订阅人群，可以确保信息如预期地触达人群；出版周期短，时效性强；权威性高；发行面广；编排灵活，科普内容可以详细、有深度，也可以简短；便于携带和翻阅。但对阅读水平有一定要求，不如音频、视频容易被接纳。

（5）电子屏幕

投放科普短片、图片、文字于楼宇电梯口/内屏幕，户外大屏，地铁屏幕，出租车后座屏幕等电子屏幕，曝光量大且有利于吸引公众注意力，让大众在间隙时间学习科普知识。

（6）广播

传播消息迅速，时效性强；通过语音进行生动科普，便于公众接受和理解；有热线功能，可以连线互动。但栏目选择少，信息转瞬即逝，不便查存。

（7）电视

覆盖面广；感染力强；便于公众接受和理解。但制作成本高。

（8）互联网

传播具有即时性；覆盖面广且快；形式丰富；互动性强，多数平台有评论功能，一些平台还开发了直播功能，让科普人员和大众能实时互动，进一步增强双向沟通。但互联网上的信息多且混杂，平台形式多样，如果没有掌握好正确的传播策略，容易被淹没在信息海里，发挥不出应有的效果。

健康科普的媒介选择：综合多因素衡量

各种传播媒介各有特点，选择最优的传播媒介，通常通过考虑以下因素来衡量利弊。

（1）触媒习惯

使用受众日常高频率使用的媒介，才能发挥更好的传播效果，例如老人接触互联网媒介较少，针对这一类人群，使用电视和广播效果更好。

（2）内容呈现效果

不同的传播媒介对于科普内容展示的呈现效果是不同的，例如传达复杂的技能，使用视频演示要比文字描述更加清晰。

（3）覆盖面

有些科普是针对特定人群，保证媒介能覆盖目标人群即可。对于重大公共卫生事件的健康科普，可以综合使用多种媒介，全平台发布，确保各类人群都能被覆盖。

（4）互动需求

单向的健康科普已经无法满足群众日益增长的健康需求，有些健康问题通过互动才能更针对性地提出，得到更具有针对性的建议。

（5）时效性

对于新异的健康热点问题，公众在短时间内可能会有各种疑问，及时解答公众的问题才能避免谣言的滋生。

（6）资源支持

对发布门槛较高，或对内容制作和投放成本要求较高的媒介，需要评估可行性和预期效果。

健康科普的受众分析：针对性开展科普

健康科普是面向全人类开展的健康促进重要举措，但具体到每一项健康科普工作时，必须在开展前明确受众。受众即科普信息的接收者和反应者，科普人员的作用对象，作用对象一词并不意味着受众是被动地接受信息。当前的主流传播观点为"受众中心论"，即受众是传播活动的中心，传播系统的其他要素（包括传者、传播内容、反馈、效果、环境）均围绕受众展开，受众具有选择信息和媒介的积极主动权，通过反馈活动制约着传播内容和形式，不仅影响当前的传播效果，也左右着以后的传播行为。

随着新技术和新媒体的快速发展,分析受众变得越来越重要。一方面,受众有了更加丰富的途径来获取和反馈信息,在传播中扮演着越来越积极的角色;另一方面,网络让受众在组合和地域分布上的广泛性及个体差异的混杂性得到进一步放大,受众的范围、构成及特征越来越复杂。准确的受众分析有助于提炼更精准的传播内容,以更符合受众特征的方式进行传播,从而让健康科普发挥更大的效果,也可以避免因性别、文化、宗教等产生争议或有偏见的信息。

分析受众意味着了解受众的特征。社会分类论指出,受众因不同的人口特征,形成了各自不同的社会集合体,具有相同经验和相同社会关系的个体具有相似的个性,在接受媒介传播的信息时会产生大致相近的反应。因此,可以通过不同特征细分受众,从而制订适合不同人群的健康科普内容和传播策略。分析健康科普受众时,可以从以下几个方面入手。

（1）地理因素

分析相关地理变量,包括气候、地貌、文化习俗、经济发展水平等。地理因素对健康科普的多个方面都会产生影响,一是重点关注的健康问题,我国地域辽阔,气候地貌和饮食习惯差异较大,因此,多发疾病也各不相同;二是医学建议,必须考虑当地实际可利用资源及当地人的生活习惯,尊重当地习俗文化,要有可操作性;三是媒介的选择,不同地理位置的受众可能会有不同的媒介使用偏好,偏远地区还要考虑媒介的可辐射范围;四是科普形式和语言风格,各地区可能会有各自独特的地方语言及表演艺术偏好,健康科普如果能融入当地语言及艺术,会让受众更加喜闻乐见。

（2）性别

男女在生物学、心理学、社会学等多个方面存在差异,在关注的健康问题、语言阐述风格和媒介偏好上也存在差异。

（3）年龄

各年龄段除了生理指标和常见疾病不同,传播心理和行为也各不相同,如少儿喜欢听故事、看动漫,青年追求新奇,中老年趋于稳健等。

（4）健康相关特征

包括健康危险因素暴露类型和水平,身体异常或疾病情况,个人及家庭健康史,有相关疾病风险的人群对相应的疾病问题会更加关注。

（5）受教育程度

面向受教育水平较低人群进行健康科普时,应注意采取更加生动形象的形式,并且让内容更加简洁,结论更加明确。

（6）职业及工作场所

职业及工作场所与职业常见疾病有关。

（7）心理特征

健康科普应考虑受众的信仰和价值观念带来的影响,同时应该注意受众接受科普信息时具有以下心理特点:求真（真实可信）;求新（新鲜、新奇、吸引人）;求短（短小精悍、简单明了）;求近（与受传者在知识、生活经验、环境、空间及需求欲望接近）;求情厌教（喜欢富有人情味的、动之以情的信息,而厌恶过于居高临下的说教）。

（8）行为特征

健康科普需要考虑受众的行为特征,包括利用现有卫生服务的情况,与健康有关的行为和生活方式,触媒习惯,信息来源偏好等。

健康科普的受众选择：关注重点人群

明确受众时,尤其要关注重点人群。根据《健康中国行动（2019—2030年）》,当前健康科普聚焦的重点人群包括妇女和儿童（0～6岁）,青少年（7～18岁）,老年人（60岁以上）,职业人群,慢性病人群,经济落后地区人群等。不同重点人群有不同的科普内容侧重点和特别的科普方法。

（1）妇女和儿童

妇幼健康是全民健康的基础。出生缺陷不仅严重影响儿童的生命健康和生活质量,而且影响人口健康素质。加强健康科普,促进妇女儿童全面发展、维护生殖健康,有助于从源头和基础上提高国民健康水平。

针对妇幼人群的健康科普重点包括婚前、孕前、孕产期、产后康复、科学养育、新生儿期和儿童期保健、出生缺陷预防、孕期营养、生长发育、常见病防治和常见的意外预防,以及相关的应急处理措施等相关知识等。

针对妇幼的科普方法可以考虑以下几种方式。

● **开发专门的妇幼健康小程序/app** 在移动客户端上分版块，体系化呈现妇幼科普重点，便于用户查找相关知识；还可以配合信息开设建档记录、产检预约等功能，增加用户黏性。

● **结合妇幼保健服务** 例如在妇幼保健科发放科普材料、播放科普影片、开展讲座，通过孕妇学校进行系统教学等。

● **结合妇幼卫生项目** 例如通过"农村妇女两癌筛检"项目，面对面科普相关防护知识，并发放相关科普材料。

（2）青少年

青少年处于成长发育和心理成熟的关键阶段。随着经济社会快速发展，青少年肥胖、近视、心理健康等问题更加凸显。针对性开展科普，积极促进其身心健康，有助于青少年健康成长和全面发展。

针对青少年和其家长的健康科普重点包括运动技能、预防损伤和应急处理、合理膳食、情绪和压力调控、睡眠健康、用眼卫生、科学上网等。

针对青少年的科普方法可以考虑以下几种方式。

● **策划专门的科普动画片/动漫/故事图书** 通过青少年喜爱的方法，形象生动地传递科普知识。

● **通过学校** 根据青少年细分年龄段开发健康教材，在学校开展健康课程；结合健康热点、升学考试等时间节点，开展健康讲座。

（3）老年人

我国老龄人口占比持续上升，整体的健康状况不容乐观，患有一种及以上慢性病的老年人比例高达75％，通过健康知识，提高老年期重点疾病的早期筛查和健康管理的意识，有利于实现健康老龄化。

针对老年人的健康科普重点包括预防营养缺乏、预防跌倒、运动安全、家居环境安全、健康体检、慢性病预防与管理、精神健康、安全用药等。

针对老年人的科普方法可以考虑以下几种方式。

● **通过老年学校** 根据老年人的特点开发健康教材，在老年学校开展健康课程，结合健康热点开展健康讲座。

• **通过社区**　老年人由于活动不便,信息接受受限,健康问题各异,可以通过家庭医生进行个体化健康知识和技能的教育;针对健康热点问题,也可以通过社区组织老年人开展讲座。

• **利用传统媒体**　老年人不熟悉互联网,更适合通过报纸、电台、电视等传统媒介进行科普。

（4）职业人群

多数劳动者职业生涯超过其生命周期的二分之一。职业人群面临着工作场所危害因素引发的疾病和工作压力导致的生理、心理等问题,针对性开展科普,对维护全体劳动者的身体健康、促进经济社会持续健康发展至关重要。

针对职业人群的健康科普重点包括职业安全与防护、现场急救知识和急性危害的应急处置方法、职业病和危害因素防护措施、容易引发心理问题的职业因素、正确应对压力、提高心理健康的方法等。

针对职业人群的科普方法可以考虑以下几种方式。

• **利用交通工具、单位/办公楼等的电子显示屏和宣传栏**　借由职业人群经常出现的场所,在电子显示屏播放相关科普短片,在宣传栏张贴海报,增加对职业人群的曝光。

• **融入职业活动**　借助企业安全教育月、特定的疾病宣传日等开展相关科普。把职业危害和摄影、绘画等艺术活动结合起来,开展相关展览、评选比赛也能激起职工的参加科普的热情。

 举 例

内外兼修,从"心"开始

活动内容包括:

（1）舒缓情绪,从"心"开始

• 越剧《红楼梦》表演——"葬花"片段

• 嘉宾访谈,观众互动(心理健康)

（2）呵护健康，从"心"开始

· 古筝演奏

· 嘉宾访谈，观众互动（心脏防护）

活动通过经典越剧《红楼梦》——"葬花"选段的演绎，结合作品中的人物个性，设想她们身在现代职场，如何适应职场的激烈竞争，缓解职场心理压力。引导观众与心理专家互动，从而认识到舒缓情绪、缓解压力、保持心理健康对于现代女性的重要性。形式和感官都具备后，在欣赏这些艺术表演之余，主创团队努力探求健康科普与人文艺术表现形式之间的"链接"：例如怎么让观众理解不同的心脏疾病？如何更形象化地展现？活动邀请音乐家演奏不同节奏和韵律的音乐来展现不同的心脏疾病：哪一种是心动过速，哪一种是心动过缓，哪一种是房颤，哪一种是正常的心脏跳动等。

 举　例

守"柱"健康，舞动人生

活动内容包括：

· 古典芭蕾《天鹅湖》欣赏

· 嘉宾访谈，经典芭蕾鉴赏、芭蕾与形体讲解

· 医学专家访谈，健康骨骼，脊柱防护

· 大家学做"优脊操"

活动通过芭蕾"天鹅"的独舞演绎，让观众近距离欣赏芭蕾、了解芭蕾，同时让芭蕾舞演员来演示舞蹈演员的坐姿、站姿与普通人的区别，并请骨科医师来讲解不同的姿势和生活习惯对脊柱的影响，并带领大家做保护脊柱的工间操，更好地认识到塑造优美形体、保护脊柱健康的重要性。

选题是健康科普活动的主体,上述案例以白领职业人群为主体受众。白领职业人群的文化程度高,工作节奏快,遇到健康问题习惯于借助网络,属于较难干预的一类人群,选题是否符合受众需求成为关键。活动首先根据白领职业人群关心的健康话题进行策划,充分了解白领职业人群的需求以及希望获取的知识后,精心策划,将东西方文化交融,古典与现代结合,编舞、编曲、访谈多样化形式的呈现,诸多元素进行融合。其次是密切关注社会热点事件,选取热点事件作为策划专题进行深度发掘,引起社会关注。最后,为了带动参与者从行动上真正改变不健康的生活方式,要推广适宜技术,并示范操作,保证策划内容能够提供给受众实用、可操作性强的医学健康知识和技能。

（5）慢性病患者人群

慢性病具有病程长、病因复杂、病理生理变化不可逆等特点,给患者个人、家庭和社会带来了沉重的经济负担。《中国居民营养与慢性病状况报告（2020年）》数据显示,慢性非传染性疾病的死亡占比约为88%,导致的疾病负担占总疾病负担的70%以上。

健康科普重点内容包括早期规范治疗的重要性、慢性病危害因素和管理要点、健康生活方式、提高预后、提高生活质量的方法等。

针对慢性病患者人群的科普方法可以考虑以下几种方式。

• **结合卫生医疗服务**　在相关门诊候诊区放置阅读材料、播放科普影片,在专科病区开展集中讲座和专题小组讨论等科普活动。

• **结合随访**　通过电话、短信、上门等方式,对慢性病随访患者人群进行科普,寄送相关科普材料。

（6）经济落后地区人群

经济落后地区人群获得健康科普的渠道窄、资源少,健康素养水平较低。地方病重点地区与经济落后地区高度重合,因病致贫、返贫现象突出,经济落后地区的落后卫生条件也加剧了传染病传播风险。加强健康科普,开展健康素养促进工作是提高经济落后地区人群健康水平最根本、最经济、最有效的措施之一。

面向经济落后地区人群的健康科普，除了普及《中国公民健康素养——基本知识与技能》界定的现阶段健康素养的内容，还应结合地区实际情况，帮助当地人群了解所在地区的常见传染病及防护知识、疫苗接种、重点疾病早筛、所在地区常见的地方病和防护措施等。

针对经济落后地区人群的科普方法可以考虑以下几种方式。

● **利用村广播** 经济落后地区电视、电脑占有率及网络通信技术的普及率较低，利用村广播可以消弭信息鸿沟，实现村内人群全覆盖，确保受众及时接收来自官方的权威信息。

● **结合医疗卫生服务** 在乡镇卫生院、村卫生室、社区卫生服务中心（站）的候诊区、诊室、咨询台等处放置科普材料。在提供门诊医疗、上门访视等医疗卫生服务时，针对性开展个体化健康知识和健康技能的教育。

● **开展公众健康咨询活动** 经济落后地区医疗条件较为落后，群众有很多健康问题在平时得不到解决。可以组织专家到经济落后地区开展健康咨询活动，并发放科普资料。

健康科普的受众除了是期望其采纳科普建议，改善健康问题的人群，还可以是对上述人群的健康知识、态度和行为有重要影响的人群，例如他们的家人、学校老师、医务人员、所在社区的工作人员、工作单位的领导等。

健康科普的效果评估：定性与定量结合开展评估

健康科普的效果评估（effect evaluation）可以分为对健康科普传播效果和健康相关因素影响效果的评估。

传播效果的常用评估方法包括定量研究和定性研究。定量研究通过设计可测量的数量指标，通过统计手段进行分析。定性分析通过开放式问卷调查、采访、大众评论文本分析等方式评估受众的情感倾向和社会影响。常见评估内容包括覆盖人群、阅读/收看/收听数量、传播范围、对目标受众的曝光度和触达率、大众的满意度和互动度等。

健康相关因素影响效果评估方法包括同一类人群不同时期的前后对照法及或对照组的横向对比法。数据和信息采集可以通过问卷调查、行为观察、医疗健康数据调阅、流行病学调查数据获取等方式。评估内容可以从以下几方面考虑。

- 受众知识、态度、信念的变化程度。
- 受众健康相关的社会支持变化程度。
- 受众健康行为养成和不良健康行为改变的情况。
- 出台相关健康政策、法规及改善卫生服务的情况。
- 受众的健康提升状况,包括生理指标、心理指标、疾病与死亡指标等。
- 受众的生活质量提升情况,包括健康寿命、生活满意度的提高等。

开展健康科普的效果评估有以下作用。

（1）保障健康科普的效益

科普作品本身的设计和制作是否合理,传播渠道是否合适,材料是否触达目标人群,受众相关的健康知识水平是否得到提高,受众的满意度如何等,都需要通过科学的评估才能得到正确的信息。对效果全面科学的评估为科普活动全过程提供了约束机制,监督并推动质量的提高,为实现健康科普的效益提供可靠保障。此外,效果评估的结果是向资助者、合作方、公众说明项目成果时的有力佐证,有利于争取各利益相关者的进一步支持,从而进一步提高材料制作的效益。

（2）提高未来制作水平

通过科学的方法进行评估,才能有针对性地了解情况、发现问题,从而总结经验,不断改善,争取未来获得更好的效果。同时,结果的反馈,可以进一步促使材料制作团队积极提高自身专业能力,未来更好地开展健康科普。

第二节　健康科普的人文性与伦理性

人文性与伦理性：健康科普的价值导向和行为规范

在进行健康科普创作时,需要认识到不同的受众,他们的身体状况、文化水平、生活习惯与经历、健康意识与传统观念等诸方面均有明显差距，必须注意到这些差异，做到因群体而异。如果面对不同受众讲述同样的内容、使用同样的语言，效果肯定是不理想的。此外，还要注意避免出现在民族、性别、宗教、文化、年龄或种族等方面产生偏见的信息。

我国的科普事业蓬勃发展，"人人传播、万物皆媒"的新媒体时代已经来临，公众对人文文化的需求逐渐增强，阅读偏好呈现出"短、平、快"的特征。健康科普应发挥时代优势，在强调信源的权威性与科学性的同时，也需要关注科普的人文性，传递活泼生动的科普形象，将易懂、有趣、多元加入科普理念中，关注健康科普人文领域的探索。

此外，面对愈加碎片化的传播形态，例如传播失实、科普内容未充分考虑受众的接受度、科普内容存在不当价值引导等伦理相关的问题也层出不穷。如何树立健康科普工作的价值导向，如何让健康科普工作者达成共识、增强责任，突出健康科普工作有温度、有感情、有使命感、有责任感的正能量，是值得重视的问题。

伦理性：健康科普的行为规范

2022 年 9 月，中共中央办公厅、国务院办公厅印发《关于新时代进一步加强科学技术普及工作的意见》，为新时代科普工作的进一步开展和完善指明了方向。科普是我国科技事业发展的重要助力，而健康科普是以科普的方式将健康领域的科技知识、科学方法、科学思想和科学精神传播给公众，旨在培养公众健康素养，帮助公众学会自我管理健康的长期性活动。科普作为我国科技发展事业的重要助力，尤其是医学领域的健康科普涉及广大人民群众的身心健康，更需要提高伦理意识，加强科普伦理建设。

较于传统媒体，新媒体颠覆了信息传播的垄断权，信息传播的"把关人"职能相对弱化甚至缺失。社交媒体、短视频等形式的自媒体具有强大的传播推广能力，使得参与科学知识传播普及的社会人群范围进一步扩大。尤其是医疗短视频，因其直观性强、互动性高、方便快捷的特点迅速崛起，已成为短视频领域中的热门赛道。一些医生本身具备专业的医学知识，愿意尝试借助新技术到线上做科普,初衷是值得肯定的,但必须把握好"度",不能以流量思维为主导,放弃专业操守,在"网红化"的路上一路狂飙,侵蚀医生的权威,消耗医生的光环,最终褪去的只会是医生的公信力。让关系人们身体健康的医疗短视频以及健康科普内容回归科普本真极为重要,这也需要提高专业人员的科普伦理意识,需要清晰的伦理边界确定健康科普在内容、形式、目标上的标准规范。

那么,科普的伦理规范是什么呢? 健康科普的伦理规范与之有什么关联呢?

科普与科技、传播学、教育的联系紧密使得科普伦理成为一个既与其他伦理规范有共通性,又有其独特性的概念。科技伦理、传播伦理和教育伦理从不同方面影响甚至决定着科普伦理的主要价值导向和行为规范。科普的概念较为宽泛,根据科普的不同领域可衍生出科普创作中的伦理规范、科普传播中的伦理规范等,而"科普伦理"是对各领域多样的科普行为中应当遵循的伦理规范的统称。科普伦理作为科普的重要部分,在其中起到了价值导向、行为规范、目标引领等方面的作用;其目的在于规范科普,推动提高公民的科学文化素质,推动经济发展和社会进步。科普伦理的涵盖范围应包含科普的内容、形式、目的等各要素,囊括科普的全流程。科普的内容核心需符合科技伦理向善、负责任的价值导向,传播方式需遵循传播伦理的规范,并以实现对公众普及科技知识和科学精神为目的。科普伦理的伦理主体除了科普工作者之外,还包括科研工作者、社会媒体、科技管理决策者以及社会公众等参与主体。此外,健康科普还需遵循医学伦理的价值导向。医学科学是现代科学的重要组成部分,不局限于自然科学,还包含心理学、社会科学、人文等多重属性,这为医学的伦理赋予了自身的独特之处。

良好的科普实践需要遵循正确的伦理规范,作为科普工作者,我们应当从上述各个方面主动提升伦理意识,秉承尊重原创、公平普惠的科普兼顾受众的多样性和内容的专业性、真实性、时效性、可追溯性,避免失实与误导。不断强化科普伦理意识,开展负责任的科普,在良好科普效果、广泛社会影响、较高科技文化水准等方面寻求恰当的平衡,积极推进关于健康科普伦理的理论研究及实践探索。

人文性：健康科普的价值导向

对于每一件健康科普作品而言，都是以准确体现健康教育核心信息和有效沟通受众并产生预期效果为创作目的。健康科普要想达到公众"一看就懂、一学就会"的效果是非常不容易的，还需要在健康科普的形式上下功夫，也对创作者的科学性、人文性和创新性提出了更高要求。在健康科普创作中，很多人习惯板起面孔说教，常常采用一种"知识灌输式"的创作方式，尽管现在越来越注重健康科普是否通俗易懂，但"教导式"仍然是健康科普作品的主要问题。

健康科普的内容必须是科学的，是在实践中得到检验的知识、方法和技能，但只有科学性是不够的，健康科普的形式必须与人文和艺术相结合。健康科普需要人文关怀，因为受众不是被动的接收者，他们会选择性地接触、接受、记忆、理解，在健康科普中倾注人文关怀、尝试换位思考，更能够让受众产生共鸣，继而产生信任。医学应该与艺术结合起来，将医学知识、科学精髓融入生动的文学艺术作品中，用人文的视角和艺术的方法展现医学的魅力，使受众在愉快的阅读、观看中理解医学，丰富医学知识。

科普归根到底是对人的科普，科普知识的传播和科普精神的弘扬都需要人文精神的引领，科普工作需要体现人文关怀，科普作品需要人文价值的判断。在酝酿健康科普作品的过程中，不仅需要注意原创性、权威性，还要有趣、生动、好玩、有温度，从而吸引受众，使健康科普好听、好看、好记、好传播，让医学知识流行起来。

总体来说，健康文化主题活动以"内容（健康科普）—链接点—形式（艺术表现）"为主线，策划思路包括以下几点。

- 根据前期需求调研，结合社会热点，确定活动需向观众传播的健康科普知识内容。
- 找准健康科普知识与人文艺术之间的链接点，如《红楼梦》中林黛玉的性格特点与心理、情绪甚至疾病的关联，心脏跳动与音乐节奏的关联，形体塑造与脊柱保护的关联等。

• 选择适合现场展现给观众的艺术表达形式,如现场昆曲演绎《牡丹亭·惊梦》、弦乐演奏《仲夏夜之梦》、芭蕾舞表演等;科普情景剧现场演绎、弦乐演奏、舞蹈表演等。

• 活动呈现阶段,则反其道而行之,通过"形式(艺术表现)—链接点—内容(健康科普)"的脉络,让观众从观赏舞台表演开始,层层递进,创造一种人人皆有感受、人人皆沉浸其中的共同场域,在这个场域中浮现出的健康理念非常容易被这个受众群体接受。再配以实用、可操作性强的适宜技术,让人印象深刻。

公众是健康科普知识的使用者、利益相关者,在科普活动形式、活动评价、传播方式等全过程中,应主动了解公众需求,通过公众的全程参与实现预期成效。

在进行健康科普时,很容易犯的一个错误就是过于重视医学科学的严谨性,严格按照病因、病例、症状、防治来叙述,成为医学理论书籍的简读本,结果是老百姓读不懂,也不爱看,医务人员读起来又觉得过于简单。我们的目的是向公众普及医学知识和技能,这个普及的过程是让群众看了或者经过简单的解释就懂了。

现在,很多综合性医院将服务延伸到周边社区,经常有专科医师进入社区为居民讲课、提供咨询,这是好事,但有些医师却不注重讲课内容的人文性,那就不能取得好的健康教育效果。有一位三级医院的骨科医生为社区居民针对骨关节炎疾病知识进行详细讲解,其中一张讲课幻灯片的标题是"抗炎药物:选择性COX - 2抑制剂",什么是"选择性COX - 2抑制剂"?估计很多从事健康教育专业的人员都不熟悉这个专业术语,更何况是社区居民呢?

健康科普的受众来自各行各业,年龄构成、学历构成、文化素质参差不齐,只有将深奥的医学知识理解、提炼后,用通俗的语言准确地表达出来,才能让所有人都看得明白。既要让学者感觉"比小说还好看",又要让老百姓反馈看得懂。

(上海市健康促进中心　唐文娟　黄晓兰　叶　瑜　苏　洁)

思考题

结合自身科普经验或阅读科普的经验，谈谈你受到哪些科普伦理问题的困扰，又该如何规避？

作业

结合自身专业，从受众、内容及媒介选择等方面谈谈如何进行有效的健康科普以及效果评估？请简要论述。

下篇

做一个有趣的医生

实操课

健康科普"必杀技"

写、讲、拍：科普的核心能力

本讲通过具体分析写作、演讲、摄影、视频制作等,梳理主流媒介平台及常见活动中对科普作品的表达要求,通过对案例作品的分析,了解最适合其传播特性和受众感受的表达方法。找到对应及解决的方法,进行适应性训练,快速提升相关能力。

第一节　科普写作与创作基础与训练

近年来,国家陆续出台了一系列政策支持科普事业的发展,科普的地位显著提升,更多的专业人员积极参与科普工作之中。同时,随着移动互联网和自媒体的蓬勃发展,科普的形式已不再局限于一篇文章,科普的渠道也不再局限于报刊、电台、电视台。

不过,无论科普形式如何变化,都离不开写作这个基本功。可以说,科普文章是所有科普形式的"基石"。

科学性第一,科普作品的生命线

所谓科普,顾名思义包含两层含义:"科"即科学,"普"即普及。论优先级,"科"一定排在"普"前面。"科而不普"的作品,虽存在内容深奥、枯燥,读者难以理解、不感兴趣等"硬伤",但若做些修改、润色,或许还能"挽救"。"普而不科"的作品,虽看似"接地气""抓眼球",甚至颇受大众欢迎,但本质上是在传播伪科学,传播范围越广、传播效果越好,不良影响越大。毫无疑问,科学性是科普作品的生命线。国家之所以鼓励科研人员从事科普工作,鼓励专业医务人员成为健康科普的"主力军",就是为了保证科学性。

作为医学生或初次尝试健康科普创作的医务人员,该如何确保科普写作的科学性呢? 应把握以下几个关键点。

(1) 确保"原材料"的科学性

在确定了写作方向、进行资料搜集和整理的时候,有意识地把好科学性这道关。参考资料哪里找? 先"百度"一下? NO!"百度"虽方便,但其中的内容良莠不齐、错误百出,还容易被判定为抄袭。相关领域的论文、指南、专家共识等,可以作为科普创作的重要参考。

(2) 写作时尽量杜绝知识性差错、"笔误"和错别字

知识性差错的发生,有时是因为专业知识的储备不够,有时则是笔误和疏忽,均应避免。请务必注意,有时候一个小小笔误,可能会"谬以千里"。

课堂练习

以下表述是否有专业性的问题?

1. 各类营养素均与癌症的发生风险相关: ① 能量……② 蛋白质……③ 脂肪……

2. 正常胆总管直径为 6～8 cm,若胆总管最宽处直径≥10 cm,则为胆总管扩张。

课堂练习

一起来纠错,看看这些表述错误之处与如何改正。

	错误原因	正确表述
呼吸睡眠暂停		
谷丙转氨酶		

续　表

	错误原因	正确表述
谷草转氨酶		
剖腹产		
纵膈		
横隔		
心率失常		
搔痒		
综合症		
甘油三脂		
双岐杆菌		
抗菌素		
振颤		
侵润		
辩证论治		
获苓		

兼顾通俗性，创作有灵魂的科普作品

通俗性是科普作品的灵魂，也是决定科普效果的关键因素。一般而言，科普作品的受众，都是非本专业的。他们通常不具备相关专业背景，往往看不懂太多的专业名词，理解不了深奥的机制，"消化"不了太多的知识点。所以，千万不要把科普文章写成教科书，也不要把大量知识点"塞"在一篇文章里。一篇好的科普作品，应当是读者想了解、好理解、能记住的。

值得注意的是，很多人理解的通俗性，就是多用"大白话"，尽量"口语化"。其实只对了一半，用恰如其分的"大白话"去代替专业术语、机制，科普创作中是提倡的，但用大量"口语化"的内容去体现"通俗性"，会显得刻意且啰唆。

举 例

关于血脂成分的两种科普表达方式。

常 规 写 法

血脂是血浆中的总胆固醇(TC)、甘油三酯(TG)和类脂(如磷脂)等的总称。与临床密切相关的血脂主要是胆固醇和甘油三酯。血脂的基本检测项目为总胆固醇、甘油三酯、高密度脂蛋白胆固醇和低密度脂蛋白胆固醇。

总胆固醇是指血液中各脂蛋白所含胆固醇之和,其中的不同成分分别代表不同的含义:低密度脂蛋白胆固醇在总胆固醇中含量最多,是导致动脉粥样硬化和心血管病的主要因素;高密度脂蛋白胆固醇含量较少,但有抗动脉粥样硬化的作用。

"高 分"写 法

所谓血脂,顾名思义就是血液中的脂性物质,是血中所含脂质的总称。它是一个大家庭,家中有四个"兄弟"。"大哥"叫胆固醇,"二哥"叫甘油三酯,"三哥"叫低密度脂蛋白胆固醇(LDL-C),"四弟"叫高密度脂蛋白胆固醇(HDL-C)。

天生我才必有用,这四个兄弟都是"好人",都有用。不过,"大哥""二哥"和"三哥"不能太多,太多了就游手好闲,堵塞血管,妨碍交通,就变成了"坏人"。

"四弟"(HDL-C)是地地道道的好人,非常勤奋,是扫马路的清洁工,昼夜不停地把洒落在血管壁上的胆固醇捡起来,运回肝脏进行处理。简而言之,HDL-C要高才好,LDL-C要低才好。反过来,若HDL-C低了,LDL-C高了,就不好了。

做个有心人,选题处处有

"我想写科普文章,但不知道写什么。"

"我花了很多时间写了一篇科普文章，但杂志社编辑说我写的内容太普通了，不能录用。"

"我挖空心思想了好几个题目，但到了编辑那儿，居然没有一个能通过，真是头疼，不知道编辑是不是在刁难我！"

······

对很多科普新手而言，上述问题或多或少都曾遇到过。

告诉大家，真不是编辑要故意为难，而是因为选题（写什么）是科普创作的重中之重，直接决定了科普作品的成败。如果选题平庸，作者即便有再好的文笔，也难出好作品。"把好第一关"是为了最大限度提升"成品"的质量。

那么，究竟什么样的选题有新意、吸引人、受读者欢迎？答案其实很简单，做个有心人，多观察、多思考。慢慢地，你就会发现，平日里的所见所闻、所思所感，皆能"科普"。生活中遇到的，新闻里听到的，微信、小红书、抖音、微博等平台刷到的，与健康相关或与自己的专业相关的事件、现象、数据、疑惑、误区等，都可以成为科普写作的选题。这种从受众的角度出发，"换位思考"出来的选题，一定都是人们关心的、感兴趣的。此外，与季节、气候、节日（健康节日）等相关的健康话题，也是选题的重要来源。

课堂练习

三月的科普选题方向有哪些？

1. 季节、节气、气候相关：春季、春分。

2. 节日相关：国际妇女节、国际消费者权益日、全国爱肝日（3月18日）、世界肾脏日（每年3月的第2个周四）、世界青光眼周（每年3月的第2周）、世界睡眠日（3月21日）、世界防治结核病日（3月24日）等。

构思若巧妙，新意自然来

"既然大家都在做科普，那么能做的内容可能基本都做过了，我还能做什么？""我给杂志社投过好几次篇稿，每次回复都说'以前刊登过类似的内容,不能录用'。医学发展虽快,但终究没有那么多新理念、新技术可以写,该怎么办?"

确实,在医学漫长的发展过程中,真正的"新知"并不多,因为无论观念、技术还是药物,更新换代都需要大量研究和实践,都是需要时间的,不可能做到"日新月异"。其实,科普的新意包含两层意思,即一个是纯粹的新,如新技术、新观念、新思路;二是创造出来的新,如构思巧、形式新。如果盲目追求第一种"新",做科普必然是难的。但如果换一个思路,构思巧妙些、形式新颖些,把现有的医学知识写出新意、写出深意、写出"共鸣",才是日常科普创作的"源泉"。

 举　例

> 对比两个题目,理解科普创作的新意。
> 《你知道钡餐检查吗》与《胃镜普及,"钡餐"被淘汰了吗》
> 《成分献血知多少》与《我捐献的血液为什么是黄色的》

善用小方法,轻松写美文

"我是理科生,文笔不够好,估计写不好科普文章;写惯了科研论文,让我写科普文章,真是一点感觉都没有……"诸如此类的困惑如何摆脱呢? 这里介绍一些实用的小技巧。

(1) 讲故事

生活中、医院里,每时每刻都发生着各种各样的故事。只要善于观察和发现,那些令人印象深刻的、遗憾的、兴奋的、高兴的、失落的、遗憾的、震惊的、内疚的故事,都可以成为科普写作的素材,同时也可以为平淡的科普文章加点"料"。人们都喜欢听故事,如果能在故事中看到与自己相似的经历、场景、体验、观念或感受,或能引起共鸣,激发阅读兴趣。

举　例

作为一名心内科医生，冠脉介入治疗是我们手中的一个重要武器。从医多年来，总有些病例令我难以忘怀。

幸运的 A 先生：配合医生，就是拯救自己

死里逃生的 B 先生：惊险中留有遗憾

英年早逝的 C 先生：耽误就诊时机，无力回天

（2）打比方

对没有医学背景的读者而言，医学术语、原理等，往往较难理解和记忆。若有可能，尽量少用专业表述。如果无法避免，则应尽量用大众能够理解的方式表达，打比方就是一个很好的解决方案。

 举　例

如何将心脏结构、功能、传导系统通俗易懂地表述出来

心脏好似一个"水泵"，昼夜不停地"工作"，将富含氧气的动脉血输送到全身器官和组织，再将含有二氧化碳和代谢废物的静脉血输送到肺部，在肺泡内进行气体交换。

心脏有"四间房"和"四扇门"，分别为：左心房、左心室、右心房和右心室。心脏有四个瓣膜，它们是心脏的"阀门"，具有防止血液倒流的作用。

血液循环路径中任何一部分发生病变，如心脏的"阀门"打不开（瓣膜狭窄）或关不上（瓣膜关闭不全）、心间隔有"破洞"（房间隔缺损、室间隔缺损）、心肌收缩力不足、肺部疾病、血管病变等，都会直接影响血液循环的正常运行和心脏功能。

> 心脏是个"永动机"，窦房结是"最高司令部"。窦房结发出冲动后，通过一系列的心脏传导系统先后使心房和心室激动，使心脏产生收缩和舒张。窦房结每发出一次电冲动，心脏就跳动一次。这种源于窦房结的正常的心跳节律，医学上称为"窦性心律"。
>
> 心脏需要滋养，冠状动脉是"加油站"。当冠状动脉粥样硬化不断进展，管腔狭窄到一定程度甚至发生闭塞后，心肌细胞就会因缺血而发生损伤，甚至坏死，导致心绞痛和心肌梗死。

（3）拟人化

当令人恐惧的癌细胞"开口说话"，当深奥的医学术语变成"小可爱"，读者会是什么感受？不妨一起来感受一下。

 举 例

当肿瘤细胞开始"吐露心声"

面对谈癌色变的人类，我们肿瘤家族不仅无动于衷，有时还会幸灾乐祸。大家好！我就是那个令人闻风丧胆的肿瘤细胞。

多年来，人类与我们的战争从未停止过，但始终无法将我们彻底歼灭。这还要仰仗于我们强大的增殖能力、转移能力和"隐身"能力。为了扩张"领土"，我们家族中有一部分"先驱"率先涌入血液，开启"流浪计划"，寻找适于"定居"的新家园。

我们的"流浪计划"并不是一帆风顺的，尤其在遇到各路强悍的免疫军队时。与免疫军队"厮杀"后，存活下来的可谓"精英"，具有强大的攻击和存活能力，能通过各种方式躲避免疫系统的追杀、消耗免疫细胞的体能，甚至俘获免疫细胞，使其"为我而战"。当顺利到达目的地后，我们便会落地生根、繁衍后代，建成新的"根据地"……

举 例

乙肝病毒的"自白书"

我的大名叫乙型病毒性肝炎病毒，提起来没有几个人不知道，因为我的足迹遍布大江南北、世界各地，被我感染过的人更是数以亿计。我的几个兄弟——甲肝病毒、丙肝病毒、丁肝病毒、戊肝病毒，都没有我"能征善战"，所以也没有我名气大。

我主要通过血液侵入人体。比如，我有时就在待输的血液里，瞒过疏忽大意的大夫，进入人体。含有我的血制品、污染过的针头和注射品都是帮助我"偷渡"的密友。

人类掌握了一种叫"七分养，三分治"的疗法。在我活动比较厉害的时候，病人就卧床休息。一旦我的活动转入低潮，他们就下床做一些适当的活动，提高自身免疫力与我抗衡。好多人还学会了保持开朗的心情，反倒使我有些气馁了。为了彻底打败我，人们还用"饮食疗法"恢复身体。实话实说，我对一些针对我的药物也颇为忌惮。如果人们认真对付我，我退出历史舞台的日子就不远了。

与常规写法的科普文章相比，合理运用拟人修辞手法的文章，是不是读起来更有亲和力？即便是人见人怕的肿瘤，似乎也并不显得那么冰冷了。所以，在力所能及的情况下，不妨试着用起来！

（4）善用图片

很多人都知道，"读图"比"读文"轻松。在健康科普领域，图的作用更大。有时候，配一张图，比写一整段话都管用。

举 例

中医科普文章中可能会介绍一些穴位，取穴方法用文字表述较为复杂，若能配上示意图，既方便理解，又能保证取穴准确。

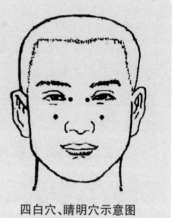

四白穴、睛明穴示意图

（5）别忘小标题

阅读书、报、刊、微信，收听音频、收看视频，必先看标题。标题平淡，再好的文章也会被埋没。标题如何出彩：力求有新意、有亲和力，可适当"抢眼球"，但不能做"标题党"。为方便阅读，小标题必不可少，且应当是能高度概括段落大意。

 举 例

两个普通的标题"变身"记

《你知道子宫内膜异位症吗》——《子宫内膜"移民"，如沙尘暴肆虐》

《骨折愈合过程简析》——《断骨"还原"记》

"没有内容"的小标题什么样

病因、流行病学、诊断、治疗、预防……

（上海科学技术出版社《大众医学》编辑部 黄 蕙）

作业

1. 撰写一篇1500字的科普文章，题目自拟，文章内容应兼具科学性、时代性、通俗性和趣味性。

2. 比较不同媒体科普作品的题目特点，并总结其中规律。如：微信公众号、报刊、图书的书名……

3. 介析一篇科普作品，包括立意、创作技巧、效果等，找出其优点与不足。

第二节 演与讲的能力训练

一旦当我们决定进行科普内容创作或制作时，第一件需要明确的就是"你的舞台在哪里"？明确知道舞台呈现要求，这是提升科普表达能力的第一步。

一些要求固然有约定俗成的常识常规，也有很大一部分空间，需要提前和媒介渠道或平台工作人员沟通。其中，涵盖了大量协同工作、共同创作的范畴。因此，灵活调整自己的表达状态，在求同存异中明确自己所创作内容的标准性和准确性十分重要。我们根据几个大类进行专项细致的论述。

在科普作品的传播中，演讲能力需要有一揽子提升计划。比如舞台艺术，我们通常会归纳为"声台形表"，科普演讲其实需要大家在普通话、语言组织、声音塑造、表情管理、眼神及其他肢体语言上都有一定的锤炼。限于篇幅，扼要梳理一些可以快速提升的方法，遇到相关场景时不妨"拿来就用"。

新闻报道，在镜头前"潇洒自如"

在传统媒体的新闻版面中，几乎每天都会有医学、健康相关的新闻报道。新闻报道的体裁主要有短消息、长消息、专题及访谈，主要区别为时长及形式。

通常在篇幅较短的消息类新闻报道中，大家接到的任务有解释或分析热点中的医学常识、对民众生活进行指导、政策落地时的专业解读，或者也会承担医学最新研究成果、手术创新技术、重大救治任务完成后的发布任务。这种情况下，表达者有鲜明的职业特点，仪态和穿着需要比较正式，语言表述要专业严谨，语言节奏既不宜拖沓迟缓也不能含糊过快，表情管理上要避免随意。一般作为专业的被采访对象，准备时间往往不多，很多时候需要即兴问答。大家要做到的一点是尽可能事先沟通，在录音笔或者摄像机打开前，应先礼貌地索取采访提纲并事先做一些概要准备。以电视采访为例，普通观众的视觉集中力上限一般是30秒，所以记者在成片中一般不会连续使用超过30秒以上的采访素材，换算成发言文字在100字左右。在备稿或问答时必须言简意赅，尽可能地提升信息量，对于大篇幅的回答，要拉出逻辑分段，在表述时灵活采用"第一、第二""首先、其次"等分隔词，并且在结尾高度总结归纳。

一般不需要太过紧张，感觉只有长期训练才能在镜头前"潇洒自如"，新闻类采访有较为专业的组稿能力和剪辑功力，只要有效提升单位段落中的流畅度，哪怕说错或者说漏，都可以即时补救。在现场即时和记者协商并修整，一般都能在镜头和话筒前调整出最好的状态。

专题及访谈，表达场景会更丰富

这类报道题材比起出新闻短消息来讲，有更多的展示篇幅，一般时长为5～30分钟。与新闻短消息不同，这类的创作通常会有更长的拍摄时间，也会需要专家提供丰富的视角和细节信息。一般需要根据不同场景的要求，调整自己的表达风格，在拍摄前和编导团队需要有更充分的沟通，比如获取采访提纲和拍摄场景的提纲，做好完全的准备。

由于表达场景会更为丰富，很有可能需要在镜头中呈现"边做边讲解"的状态，最好能用更加松弛的肢体语言、更为自然口语的表达。这里有一个小窍门，大家不妨找一道家常菜的菜谱，先用标准朗读的语气念诵全文，然后再假设自己是会做这道菜的大厨，完整地说一遍做法说给身边人听。有条件的话，也可以用手机等设备录制下来进行对比，体会"读和说"的区别。拍摄时，人物动线和角度需要迎合光源、构图等要求，肢体动作和表情也要尽可能放松自然。面对反复的拍摄，不要觉得不耐烦，因为镜头组接需要全景、中景、近景和特写多个切换，有经验的摄制团队，也很有可能会全程录下你的表达，再选择最流畅的部分进行剪辑。

健康科普类节目，提前做到心里有底

不论是传统媒体有着悠久历史的健康节目，还是脱口秀或演讲比赛，相较于新闻报道，发挥展示的空间明显丰富，呈现出的综合表现能力也会更立体。一般需要增加语言的前后节奏对比，对于自己的表达要有预判，哪里会出效果，哪里是重中之重，都要提前做到心里有底。复杂的知识点要说得透，调节表达节奏的包袱要抖得响。

以笔者供职多年的电视健康科普节目为例，一期节目的策划时间通常以 1 个月、1 个季度，甚至 1 年。一般对于参加该类节目的嘉宾需要提供临床医师资格证和副高以上的职称证明，对于刚走上工作岗位或者刚接触健康科普的年轻人，更多是充当导师或专家的助手，但能全程参与主题策划、道具设计、资料收集、节目录制、后期核对等工作，日后往往能全面提高个人科普能力。建议可以这样做起：

大家在平时学习和临床实习上一定要做个有心人，多收集有表述价值的病例和数据，大家可以尝试用 1 分钟左右的篇幅对这类病例进行总结和讲述。你的室友、家人、朋友都可以是你的聆听者，让他们听明白、感兴趣，是提升表达能力的第一步。你可以有针对性地联想一些疾病症状和治疗方法中的"视觉类比"，例如很多心外科专家把主动脉夹层类比成衣服袖子的衬里发生了撕裂,大家可以在临床课程结束后,给自己额外的一分钟头脑风暴时间,把能起到正相关联的内容记录下来,并且定期转化成自己的语言复述一遍,对比效果。如果你还正好掌握一定程度的绘图和动画制作能力,那么完全也可以利用业余时间,把自己有印象的科普内容制作成小课件,在试映播放时再尝试一下即时解说,既打磨了素材,又锻炼了口才。

科普短视频,等你来 show

短视频平台的崛起冲击着传统媒体,也给更多年轻人自我展示的空间。这类平台上的科普短视频往往更有趣味性、更吸人眼球,但其"视觉快餐"的标签属性更明显,如果发布在这类平台上,专业可信性和流量始终每一个表达者需要平衡把握的度。这类以账号主体为发布的平台,所发作品的主题一贯性和人设打造要做到统一,频繁地更换主题和讲述风格,往往会使得数据增长遇到瓶颈。与传统媒体的前期审核高门槛、内容全程把控不同,平台账号申请相对较为容易,所以其内容审核上就会有着更为严苛的细则,要尽可能了解掌握这些平台的原则,做到合理规避。

科普讲座及直播活动,即兴表达背后的精心准备

网络交互越发达,人与人之间的交流则越珍贵。在技术取得长足进步的同时,科普讲座、圆桌谈论等线下活动日益成为健康科普活动的新热点。

在这类活动中,演讲者通常会有一个主题演讲,类似 TED 演讲的训练方式,让自己学会从准备逐字稿逐渐进化到准备提纲稿。如果担心自己的演讲能力不足以支撑全场,大家可以准备一个 A6 大小的手卡,在上面按先后顺序提炼归纳好自己需要的段落文字,以不影响在台上的美观,自己也能看得清为宜。准备一个既能提醒自己关键词,也能帮助观众听懂专业术语的 PPT 也很重要。演讲的成功与否,其实非常考验临场状态的发挥,除了表达的基本功,良好的肢体语言、实时与台下受众的眼神互动也很重要,一套舒适又不失庄重的服装和一双让你不会难受的鞋子也是需要写进"议事日程"的。

这类科普讲座或圆桌会议上，即兴提问也是必不可少的环节。所以作为演讲人，一定要能随机应变。如果观众是普通民众，他们的提问往往天马行空，甚至不会遵循活动的议题来走。除了做好积极充分的应对，也要有开放包容的态度，当你在现场确实无法直接回答某些问题时，要灵活应对，把人稳住，再通过后续 Email 或者事后讨论等方式的引导，以时间空间的延展，换取更优质回答的机会。

网络科普直播形式融合了电视科普节目的录制和线上问答的特点，但由于实时直播的特点，主讲者的即兴表达和应对是第一位的。笔者撰稿时，正在筹备 AI 健康科普智造平台的工作，我非常欣喜地看到，数字分身和数字孪生技术，已让当下的科普内容生产来到了技术迭代的分岔口，越来越多不善表达的或者演讲能力尚有不足的人完全可以在短期内，通过技术奋起直追，甚至拥有堪比主播的傲人口才。但是，技术的革新根本，依然建立在个人表达的基础上，在年轻时代打好科普传播的能力基石，掌握各个媒介渠道的要求，和各个工种良好沟通、共同创作，依然是 AI 时代绕不过的门槛。

关注语速是一个最便捷的手段

诚然，从语言表达的角度来看，普通话标准与否、音色是否悦耳好听、音量是否达标都是重要的参数，但是从演讲的角度分析，所有人最容易忽略的就是——语速。语速直接关系到大家的演讲状态，更会直接透露你是否紧张、有无忘词、准备得充分与否等。语速中还隐藏着语言组织能力和思考模式，所以想要提升表达能力，关注语速是一个最便捷的手段，而调整自己的语速，也能起到短期最快调整表达状态的作用。

> **课堂练习**
>
> 请准备一个秒表，先熟悉以下这段科普文章节选，然后请大家深呼吸三次，调整一下自己的状态，正式阅读这段文字。如果有读错，也不要在意，直接继续读下去即可。测试一下读完下面这段文字的时间要多久？

我们平时既要补钙也要防止钙的流失,生活中有很多蔬菜都富含草酸和植酸,比如大家熟悉的菠菜和竹笋,这些食物里的草酸和植酸会与钙离子结合,影响钙的吸收。但是大家都知道,蔬菜富含多种维生素和膳食纤维,很有营养,我们也不可能不吃,因此,在食用前最好将这类蔬菜焯一下水,去除大部分的草酸和植酸。另外,碳酸饮料和含咖啡因的饮料富含磷酸,摄入后会加速钙的流失。许多人不知道,吃太多盐也会增加钙的排出量。长期摄入超量,也会导致体内骨量的减少。因此,重视骨健康,大家平时一定要注意减少盐的摄入量,另外也要注意,尽量少喝碳酸饮料、浓茶和浓咖啡。

[以上内容节选自 2023 年东方卫视《名医话养生》栏目,作者为同济大学附属同济医院营养科主任吴萍教授]

根据电视节目基本配音语速每分钟 220 字左右测速,这段文字的合理的表达时间为 1 分钟。如果在 50 秒以内,那么你的语速过快,如果在 70 秒以上,语速就过慢了。

事实上,标准的播音语速对很多人来说可能会觉得稍微有点慢,但是这个速度恰恰是能把语句字词的意思最清晰送到受众耳朵里的节奏,也是听众能听明白、听清楚的节奏。语速控制势必会要求你停顿适中、专有名词处有语气强调等表达,也会有足够的余地进行吐字归音,演讲的时候就不会吃字、叠字,也不会出现"嗯、啊、呃"等日常的无意义发音。一旦适应了这个语速节奏,就会发现自己有更从容的状态搭配手势和眼神交流,为后续演讲能力的提高赢得空间。

另外,许多人在紧张的时候会语速过快,然后又因为语速过快而卡壳,一旦卡壳以后,又会因为忘词而打乱节奏,结果导致演讲时快时慢、快慢不均。有了每分钟 220 字的通用法则,大家在准备素材时也会游刃有余。如果今天的主旨发言是 3 分钟,那么准备 660 字的逐字稿绰绰有余,在练习时可以根据字数划分每分钟的段落,看看自己读稿是不是匀速前行。

此外,还建议大家有条件的时候可以就同一段表达反复录音,通过自己的回听,发现语言表达中的问题,比如有没有起调过高? 有没有音量不足? 有没有"喷话筒"的习惯? 这些细节通过反复演讲对比朗读,量化细节,能得到快速提升。

眼神,衡量专业性中的重要纬度

在接受采访、录制节目、制作短视频的时候,一般人往往会忽略的一个细节——眼神,但这恰恰是衡量专业性中的重要纬度。这里以新闻报道、科普节目、短视频和演讲为讨论范畴,简单梳理控制眼神的技巧。

（1）单一访问者视线

平时收看的新闻报道和科普节目,主播或主持人在播报类场景中,一般采用镜头视线,即眼睛注视镜头。观众可以很清楚地捕捉到主播有无将视线飘向镜头以外的区域,这是播报中的大忌。

作为被采访的对象,除了开场和结尾向观众示意以外,在采访过程中的视线主体应该是望向记者或棚内主持人。试想一下,此时如果被采访者的眼神望向了记者或主持人以外的区域,镜头可以清晰地捕捉到这种"不专注"的场景,会带给观众"不专业""紧张""手足无措"的即视感。在演讲时,请专注于对方,投入地进入交流状态,哪怕你在紧张地组织语言,也需要专注地凝视对方。此时,如果在专业的采访场域,主持人一定有更为专注的访谈能力,所以只要多加尝试,你将不会惧怕直视对方的眼睛,并且可以从容不迫地给出良好的语言反馈。

> **课堂练习**
>
> 三位同学组成一个小组,一人担任摄影,一人担任采访者,一人担任被采访者。选择一个过肩机位,请采访者向被采访者提任意一个小问题,然后请被采访者进行30秒的回答,三人轮流完成。
>
> 之后回放视频,看看被采访时眼神有无飘出现象,并计数。如果次数控制在3次以下,就说明演讲时对自己眼神能有所控制。如果超过3次,说明需要有针对性地训练眼神。

（2）镜头视向

这类视向最常用在制作科普短视频和直播中,作为表达者最需要的就是直视镜头,眼神坚定、不飘忽。许多专业人士擅长演讲但很"怵镜头",对于首次进棚录制的人群来说比例甚至超过70%。其实,在现有的演播室录制中,如果需要镜头视向,我们可以借助题词器来帮助矫正视线。一些最新的软件系统如 Nvidia 已经可以对视向进行矫正,形成目光接触的效果。但不管技术如何发展,科普表达还是离不开人的基本技能。所以能以自信、坚定、专注的眼神,呈现出良好的视觉效果,还是大家需要掌握的基本功。

课堂练习

下面这段文字只有2个长句,65个字。先熟悉一下文字内容,然后对着自己的手机镜头录制一段表达,可以采用手机支架,或者请他人帮你录制。

"许多人不知道,吃太多盐也会增加钙的排出量,长期摄入超量,也会导致体内骨量的减少。因此,重视骨健康,大家平时一定要注意减少盐的摄入量。"

回看视频,观察自己能否在思考组织语言的同时做到凝视镜头,不看镜头以外的区域。如果能坚持在整段表达中都凝视镜头,那么你的眼神视向基础很好,可以酌情增加练习段落的时长,逐步把这样的能力拓展到1分钟甚至以上。假如是因为不熟悉文字,因为要回忆台词而眼神飘忽,也不用太紧张,只要尽可能地减少"眼神飘忽"的次数即可。

（3）观众视线

在有观众的活动现场,演讲人的视向需要既泛化又聚焦。这类场景中,如果想要稳住全场,除了文稿设计要有专业性和吸引力,肢体语言的表达也需要稳定持续的输出。如果想在有基本完成度的基础上呈现亮点,打造优秀的个人风格,最容易出彩就是眼神的控制。

首先找到观众视向的基本点,如果现场有摄像机,那么主席台或者我们通常所说的中心位是很好的选择。在彩排时，主讲人可以事先进行踩点，找到这个中心位，随后确保自己在进行演讲时，尽可能不要紧张地看天花板、看地板、看文稿，而是将中心位的观众泛化成今天演讲的主要聆听方，给予眼神的充分交流。

其次，可以视演讲的主旨内容，在前排、右侧、左侧寻找三个交流点，在没有强灯光的干扰下，一般演讲者还是可以大致看到台下受众的表情和神态的，在演讲时完全可以根据自己的主题，寻找到比较有共鸣的几位受众，寻求眼神的交流。你可以尝试专门说一句给某位观众听，同时获取对方的良性互动反馈，这样做不但能增加你在演讲中的自信心，也能提升互动感。科普讲座的听众大多是带有自身诉求而来的，而演讲者的使命感往往就是在这样的眼神互动过程中得以巩固和升华。我们的表达，背后的主旨有答疑解惑，也有解除病痛，给予安慰。在这样的锻炼过程中，一定可以拥有更多的收获。

最后，介绍一个传统戏剧及戏曲演员锻炼眼神基本功的小方法：准备一根香，在通风及安全的环境下点燃，然后尽力凝视焚香后产生的烟雾，随着空气流通，烟雾一定会有各种方向的改变和形状的变化。请尝试不要受其影响，直视烟雾的变化，跟随它的飘动而移动眼神，但保持眼神的不外散。可以经常如此练习5～10分钟，逐渐让自己的眼神变得更加专注。

完善你的呈现 形成你的风格

我们在创作科普作品的时候，往往会有很多的奇思妙想，但是落实在自己的表达上，很容易变得缺乏设计感和独特性。以健康科普为例，除了个人的独特观点和洞见，有相当多的内容存在重复性。也就是说，很多常识和共识并不会有太大的差异化表达，在这样的情况下，个人的风格和表达的特点，无疑就成为最大的加分项。

科普作品的呈现，最重要的是被普通受众记住，尤其是在信息爆炸的时代，如何呈现出自己的独特的表达风格，是每个人都需要长期思考和落地的工作。

在《名医大会诊》《名医话养生》等节目的改版时,我们集体商议,选择了打造"卡路里先生"的角色,聚焦定位在专家人设擅长的方面,除了医学上的科研数据,外加生活中诸如卡路里这样的数据设计,最终这样个性的人设造型获得了极大的成功。同样,以此为例,每个渴望在科普表达中寻求突破的人都应该仔细审视自己的特色,寻找出可以形成广泛流传人物设计。

课堂练习

个人进行表达特色的设计

选择3个传统媒体或者新媒体平台上,你认为很有特色的科普传播工作者,点评其成功的特点,同时对照自己的特色,进行表达特色的设计。

在个人表达特点形成基本描述的基础上,以工作坊的形式,4～6人为一组,选择一个大家最感兴趣的科普主题,为主题设计一个最适合的表达风格并完成1个科普作品。

(上海广播电视台都市乐聆研究院　周震烜)

 思考题

请试着分析医学新闻、健康科普节目、科普线下活动或一件让你印象最深的科普作品的语言表达特点。

第三节　图说科普与影像记录能力

图说科普,一般是通过图像和文字的结合呈现科学知识,让人更易于理解和接受。影像记录能力则通过摄影的视觉语言捕捉和传达信息，使观众对拍摄对象产生共鸣和思考。两者相互补充，能够帮助提升科学知识的传播效果。本节重点讲解摄影的三要素，通过对角度的理解，掌握如何拍出与众不同的作品；讲解"中西医摄影法"，通过对摄影"关系"的讲述，让作品有故事、有传播。

视角：一样记录，不同表现

什么是好的影像作品？

好作品的特点是什么？

为什么会认为一幅作品好或不好？

"横看成岭侧成峰，远近高低各不同"，在影像的记录过程中，角度决定表现。2023 年底、2024 年初流行的电视剧《繁花》，不仅带动了上海黄河路成为人们在节假日前往打卡的"热点"，其画面所呈现的细腻的光影、唯美的构图、诗意的色彩等，形成了"繁花美学"，让不少摄影人广泛传播和学习。

在日常生活中，我们多是习惯了用常规的视角去看人、看物，然而，在摄影的创作中，如果你重复多数人的拍摄角度去记录，就一定不会让人有陌生感，进而产生惊艳的感觉。所谓陌生感，多是通过非常规的视角，让平常事物有了不一样的视效呈现。

电视剧《繁花》中运用大量的中长焦镜头，让画面中的前景和背景元素看起来更加靠近，这种空间压缩效果强化了场景的密集感和紧张感，同时，定焦主体和光圈虚化背景，突出了主角或重要元素，营造出梦幻、唯美和浪漫的氛围。

我们在图说科普创作与应用中，也可以尝试通过不同镜头及拍摄角度的变化，以丰富的画面，让作品呈现"一图胜千言"的科普传播视效。

摄影的三个基本要素

好作品最基本的条件，简单来说，一是主体突出；二是光影、色彩、构图符合最基本的审美。主体突出也叫主题突出，类似我们写文章，提笔前首先要想好,我要传达什么? 目的是要让观者看到什么、了解什么? 然后,围绕这个主旨展开叙述或观点的论证,拍摄也是这样。

例如,我们要拍摄一株石斛,首先要明确我们拍下来后给谁看,有什么用? 如果是给本草专家学者看,请教长势情况或做深一步的研究,那么,最理想的拍摄就是对石斛的根、茎、叶、整株等做全面的组图方式的记录。我们在野外采风时,遇到好看的菌菇,为了向专家了解更多菌菇的知识,还要切片拍摄,或者拍好后直接采样带回来。如果我们向普通公众传递本草知识,那么就要明确,我们想展示这株本草的什么特性? 是其突出的枝型、花色、叶脉,还是其极具有耐旱、抗风的生命韧性,前者以本草的整体和细节为主,后者则要带出生态环境,无论单幅或组图表现,这样的作品摆在观者面前,对主体或主题的呈现就会比较直观。

光影、色彩和构图,是摄影的三个基本要素,也是让照片成为"作品"的基本构成。照片就是照着事物去拍摄,所谓看到什么样,你就拍成什么样,拿出来时,别人会说"我也能拍成这样"。然而,让照片成为作品就不一样了,作品上升为艺术范畴,艺术要求"源于生活、高于生活",你就必须要有自己的想法或角度,通过光影、色彩、构图等融入作品中,就像我们说王家卫的电影,他的镜头语言、画面呈现,就是王家卫的风格。

光影,有了光才有了影,才有了一切,所以摄影也被称作捕光捉影。光的方向、强度、色温都直接影响着作品的情感表达,是因为不同的光线状况会给作品带来完全不同的感觉。我们可以多观察一些肖像或静物素描、水彩画、油画中的光线运用,包括对环境光的理解,会对创作有很大的帮助。很多优秀的作品,往往都是因为光影的运用或叠加,才更加出彩。

色彩也是让作品具有一定情感和氛围的重要元素之一,不同色彩的组合可以表达不同的意境和情绪,如明亮的画面颜色,充满了欢快和活力;柔和的光则让画面弥漫着温暖、浪漫和宁静的感觉,等等。在科普摄影记录中,基于环境因素,也可以通过调整相机的白平衡设置或环境光设置,改变照片的整体色调,从而突出主题的气氛。

当然,当前手机、相机的自动化功能非常强大,对光影和色彩的捕捉与表现上，相对完善，而拍摄的视角，则相对个性化，也考验着拍摄者的基本审美和画面构成能力。

"仰、卧、起、坐"摄影法

根据不同的被摄主体大小、方位、场地环境等因素变化，拍摄者通过相应的拍摄角度，创造出独特的作品视觉效果。在这里，我们更多地介绍一下拍摄角度，总结出简洁易记的关键词"仰、卧、起、坐"摄影法，强化要突出的主体或主题。

（1）仰拍：减法创作、突出主体

仰拍，即仰角摄影，是一种摄影创作技巧，是以较低的拍摄机位，呈45度角向上仰拍，因仰角拍摄可有效避开和减少画面闲杂元素，从而简化图像，突出主体，故称减法创作。仰角摄影是将主体放置在画面的高处，使其显得更加庄重和高大，这种角度能够利用强化的透视效果，营造出一种具有张力和冲击力的画面，增强主体的视觉存在感，使主体在画面中扮演更为重要的角色，并吸引观众的注意力。特别是拍摄树木、建筑物等，可使其看起来更加雄伟和壮观。

（2）卧拍：换个角度、发现惊喜

卧拍指的是摄影者趴在地上进行近距离摄影创作的技术手法。这种拍摄角度与一般站立拍摄有着明显的不同，强调主体的近距离接触，需要我们放下身段，将我们的视角降低到地面，从而捕捉从平常的角度无法观察到的细节和景象，以此，通过近距离、低角度，更好地突出被拍主体的形态、结构、细节、肌理和表现力。例如昆虫、本草、菌菇等，探索和展示出微观世界的美妙之处，呈现更具尺度感和独特的视觉效果。这种通过改变拍摄角度的近距离创作方式，为影像创作者提供了丰富的创作可能性，让我们发现一些平常被忽略的美丽细节和美好之处，让观众以新的视角来欣赏景物，给观众带来惊喜和新鲜感。

（3）起拍：上帝视角、扩展视野

起拍是指站起来或立于高处向下俯视拍摄，可以为观众带来一种近乎鸟瞰的感知,随着航拍设备的普及,这种方式又被称作上帝视角的摄影创作。可以捕捉到相对广阔的景象和场景,这种角度能够传达出地面的广阔感和空间的纵深感,给人一种相对宏大和饱满的视觉体验。由于这种视角拍摄能够将整个场景展现在眼前,可以更好地捕捉到一些有规律、具有图案感的构成元素,这种近乎平面的视角,使得图案的规律性和对称性更加明显,创造出一种独特的空间感和层次感,给作品带来一种独特的几何美感。

(4)坐拍:儿童视角、看见趣味

坐拍,即以坐下来的姿势进行摄影,模拟儿童视角,以较低的角度观察世界。这样的视角能够让摄影者与被摄主体保持更为接近的距离,让我们更加关注日常生活中被忽视或错过的事物,产生一种亲密感和沉浸感。通过儿童视角,我们重新审视周围的环境,探索低角度视角、发现独特而有趣的画面呈现。例如,拍摄小动物、花草、玩具等,可以捕捉和展现它们的可爱、细致之处,让观众更好地感受到被摄主体的真实与触感,使他们对作品产生更强烈的情感共鸣以及对美好回忆的怀念。

通过变换视角的拍摄,也是在带着不一样的想法在创作。让我们与平常只是简单的按快门相比,能够给我们带来更多不一样的体验和丰富的画面呈现方式。

中、西医摄影法

一幅好的影像作品,靠什么来传播? 画面、光影、色彩和构图是一方面的,更多的是有故事性。如果《繁花》的故事不吸人,缺少节奏感,也不会吸引那么多人追剧。以2024年春节档电影贾玲导演的《热辣滚烫》举例,我们可以设想一下,如果不是贾玲成功"减肥一百斤",而是简单的一个女孩的减肥经历,然后瘦身通过替身来实现,那么,传播的热度一定有限,除非电影的剧情反转再反转。

有故事、才有传播;有连接,才有共鸣。故事可以是个体的,也可以是双向或多元的,生动有趣,易于理解和记忆,才能更好地引发观者对于情感的连接与思考。因此,我们需要不断学习和提升用图片讲述故事的能力,通过作品向观众传递更多信息和情感。

如何讲述好故事？我们可以将中医与西医治疗中的不同方式，融合在摄影创作中，通过"中西医摄影法"强化对影像创作中"关系"的解读。比如，西医治疗一般是点对点，哪里不舒服医哪里，针对一个点进行系统治疗，那么，我们所说的"西医摄影法"，强调的就是对一个点或主体进行突出和表现。

（1）西医摄影法

注重对一个点或主体进行创作，突出其细节特征或个性化的情感表达。这种方法适用于需要单一主题显著表达的情况。如拍摄一朵花、一个小动物或一个人的面部特写等，通常需要深入了解主体的背景、历史和相关细节，以便能够更好地捕捉并表达其故事，来传递一种情感或情绪。在医学领域，如医疗器具、药物或传递手术刀的手部动作细节等，通过聚焦和明确的构图处理，突出拍摄对象的特点和与环境的连接关系。这种拍摄方法注重主体的形态、自身与环境的关系处理，表达特定的主题或情感。

（2）中医摄影法

与"西医摄影法"相对应的，是中医摄影法，强调对涉及两个以上元素进行线或面的创作方式。它注重整体关系和系统，比如人与物之间、物与物之间、人和物与环境之间的关系，这些关系就是情感、情绪，融合在作品中，就是丰富的视觉层次和情感内涵。这种方法适用于需要展示人与物、物与物之间的关系，或者人和物与环境之间的互动等。通过合理运用构图、视角和光影等手法，突出不同元素之间的关联，营造出更丰富、更有故事性的视觉效果，激发观者的想象力和情感共鸣。

单幅与组图

无论是哪种摄影方式，作品可以是单幅，也可以多幅组图表达一个主题，或形成一个完整的故事，对主题进行多方位的表达和充实。单幅作品，意味着唯一性，就是我们想表述的内容或主张，一幅作品就可以讲述清楚，这幅作品具体一定的代表性和最优化的选择。

拍摄单幅作品，需要创作者对所创作的主题在构图、元素、内涵等方面有深刻的理解,并使作品有鲜明的个性,这种个性是建立在综合性的基础上,所以,在实际拍摄中,也可以拍摄多幅,然后从中选择构图、色彩、光影等最优的一张给予应用。如果单幅作品无法完整表达作者的意图,可以采取组图的方式,组图具有一定的选择性和包容性,但也是要遵循主题需要并根据所表达的信息量来决定,比如小故事、专题、系列摄影等,是指由多张单幅作品围绕一个主题表现对客观事物映像的创作形式。

组图的优点,可以对一件事情表达得更全面,也更充分地表达作者的观点。拍摄组图,要事先想好叙事的逻辑,一般有两种拍摄方式:一是按照事物的发展过程,即时间线来拍摄,如一朵花开在一天里的变化,或花开的过程,这就是时间线。该方法也适用于通过前因后果的方式,对一件事情进行表现。二是通过关联性,即单幅作品之间的关系来呈现,这种关系可以是并行的或解构式的,同样是拍花,如用组图表现一朵花的花蕊、花瓣、花色、花形,就构成花本身的逻辑。再如拍摄一场医学论坛,要做一个图片专题,就需要有会场全景(带出论坛主题)、主讲嘉宾、互动嘉宾、观众反应等图片,构成一个论坛的整体介绍。而拍摄一组"图说四季养生",则是由四个独立并行的季节性养生内容,合起来形成一个大的组图体系。

组图的数量,要看故事的内容和结构,常规的 4～10 幅为一组,组图之间具有逻辑的一致性,避免相同角度的作品或仅仅为了组图而拼凑数量。一般而言,能单幅作品表述清楚的事情,就不要用多幅图片。

无论是何种拍摄方法,关键是要根据拍摄的主题和意图灵活运用相应的技巧和方法。我们可以在不同场景中尝试不同的拍摄角度、构图方式和光影、色彩的运用,以达到最佳的表现效果。

(上海市科普作家协会　董长军)

📝 作业

1. 运用前面所讲的"仰、卧、起、坐"摄影法,试着完成下面两个主题的作品。

寻影记：捕光捉影，在家里或街上发现和记录一些有趣的光影，以此训练我们的摄影眼和构图能力，每人3～5幅。

色彩：记录一种色彩，并能够试着描述出所传递的情绪或情感。每人至少1幅。

2. 分别用单幅和组图（4～10幅）的创作方式，讲述一件事情。要求图配简要文字。

第四节　短视频的拍摄与制作

2014年，4G技术在我国得以普及，这一年被认为是短视频元年。接着，随着移动终端的发展和网速的提升，短视频在平台、受众与资本方都获得了大量的资源与青睐，视频行业逐渐崛起一大批内容制作者。2017年，短视频行业竞争进入白热化阶段，内容制作者偏向PGC化（即Professionally Generated Content，专业生产内容）专业运作，造就了一批"网红"以及随之带来的网红经济。发展到现如今，短视频日渐成为用户获取信息、获取服务、互动交流、文化娱乐的重要载体与传播方式，在医学科普与传播领域，短视频也是重要载体与呈现形式。

四个技巧，人人都能拍摄短视频

从制作步骤上来说，短视频一般包括主题策划、脚本制作（结构拟定）、拍摄、剪辑、合成五个步骤，在医学科普这个细分领域，可以简化为主题、内容架构、拍摄场景与工具、剪辑合成四个步骤。

（1）医学科普的主题千千万，"讨巧"维度有几个

一是按照疾病覆盖人群选择，患者众多的疾病，关注和需求一定更多，相关科普知识会有更广泛的社会需求；二是医务从业者日常工作中的反馈，现今社会信息传播的渠道多，鱼龙混杂，其中谣传或错误信息很多，同时因

为生活方式的改变导致新的健康医疗问题层出不穷,医务工作者多关注患者的需求和反馈,这也是科普视频的创作源泉之一。需要强调的是,短视频的主题选取切忌大而空,切忌以高高在上的说教方式进行,如果采用适合学术场合的文档演示、讲课形式,效果往往事倍功半。主题越具体越好,标题切口越小越好,来源于生活才能引起共鸣,争取一个短视频的时间能讲清楚一个知识点。

(2) 内容架构要理解短视频的线性时间结构特征

在 1 分钟或者 3 分钟的时间内,你应该如何排布你的内容?简单举个例子,主题是将大象放进冰箱,结构一共分为几步?针对一个具体的问题,要解释清楚需要分几个层次、方面,提前要做好设计和架构。最好是时间上、内容上做一下大致均匀的分布,这样会让短视频整体更加协调,提前梳理好架构也会让短视频的解说逻辑更加清晰。

(3) 选取合适拍摄场景与工具

拍摄场景,就是在哪里拍摄短视频?医院办公室?手术室?家里?摄影棚?还是大街上边走边拍?这些场景都可以,需要注意的是如何和你的主题相融合。一般来说,场景严肃感、权威感依次递减排序是:医院办公室、摄影棚、手术室、家里、户外;拍摄场景可控性依次递减的排序是:摄影棚、家里、手术室/办公室、户外。根据主题及操作,做好自己的场景选择,同时还应该结合光线、收音等技术综合考虑。

拍摄工具现在都比较容易解决,一部手机足矣,专业相机设备也可以,从简、便、易的角度上,看手机更佳,有滤镜和软件合成导出优势,更易于拓展短视频创作的可能性。

具体的拍摄技巧很专业,需要一定的专业学习,也需要不断地操作并总结提高,这里简单归纳几方面要素,供参考。

- 方位(正拍,正侧拍,斜侧拍,背拍)
- 景别(远景,近景,中景,全景,特写)
- 高度(仰拍,俯拍,平拍,侧拍)
- 运镜(推,拉,摇,移,跟)

- 构图（对称，三分线，框架，留白，中心线，九宫格，黄金分割）
- 光线（强光，正面光，侧面光，背面光）

（4）剪辑与合成可以专业也可以采用智能软件

专业电脑剪辑软件有索贝、avid、final cut pro、premiere 等，能够容纳更大体量和复杂输出渲染的视频制作，更具专业性。与此相比，手机短视频剪辑软件越来越普及与智能化，主打一个"新手小白"也能学会、手机也能剪出大片的"卖点"，比较流行的几个软件及特色介绍如下。

- 剪映：适合新手，功能齐备，操作简单。
- 必剪：短视频博主喜欢用的免费剪辑软件，功能更强。
- 快剪辑：更适合输出 vlog 视频剪辑类型。
- 美拍：适合日常 vlog 制作。
- 秒剪：专为朋友圈设计的视频风格。
- 快影：支持特殊抠像需求，人像、天空、背景一键完成。
- Wink：高清画质修复必备，支持人像美颜精修。
- Videoleap：技术功能强大，关键帧、转场效果等完备。
- VN：运行流畅、软件优化。

视频合成（包括声音、画面、结构合成）的同时，需要搭配上符合主题内容的背景音乐或者旁白，更能凸显主题内容、强调作者想要表达的情绪与意图。

更多关注拍摄技术之外，才能出圈与可持续

（1）节奏是视频非常重要的方面，学会把握知识密度

从健康科普视频来看，首先是知识的密集程度把控，过于密集型知识输出会导致灌输和说教的潜意识出现，不容易做到张弛有度。其次是结构展开的角度和主线，是一个问题说到底，还是多个问题并联讲述，这都会影响视频的节奏。最后要强调的是，无论是内容上的重复还是节奏上的重复，对于科普知识传播来说，都很重要，必要的重复能够形成一定的记忆，从而达到科普传播的效力。

（2）认识视频的两层情绪

视频是一类非常鲜活的作品，无论是短视频、中视频还是长视频，甚至到电影，每一秒钟都充斥着作者的情绪。而从传播学上看，情绪的传播与共鸣是没有社会属性的，通过视频的情绪表达，更容易体现主题的深层次内容。

第一层的情绪就是作者本身的情绪，应该是积极的、充满主动和倾诉欲的状态，拍摄过视频的人应该会发现，在镜头前总是需要比生活中更加多一些肢体语言、多一些表情，声音也要高一些，这样拍摄出来的视频才会有感染力。第二层的情绪是通过内容展现出来的内核。如果在视频创作过程中包含对科普的热情、对疾病的忧患或者对人们健康的关心，这种深层次的精神内容会通过画面、声音无意识流露出来，观看者会潜移默化感受到关心与支持。因此，医学科普视频制作过程中需要制作者"心中有爱"。

（3）需要注意延续性与人设

目前来看，短视频"行情"还会流行，健康科普创作可以乘势而为成为"弄潮儿"，但要选择恰当的表现形式，通过系列的剧情设定展开科普内容，其中可以吸收流行元素、社会热点、新兴热点等元素，更具传播度，对于健康科普视频的拓展也是有帮助的。此外，健康科普视频的人设也很关键，并且是有设立人设的先天优势的。医疗专业人员的人设感本身就很强，专业性也很具体，可以从一个固定的人设入手，例如，泌尿科医生称自己为"下水道维修工"、急诊夜班医生称自己为"白天不懂夜的黑"等。一个健康科普形象人设的建立，可以很快让受众认可这个制作者的专业性、社会性，甚至是声音、相貌等，会让所有的信息交流更加贴近人际传播的场景，使信息传播的可信度增加。

（4）情境的传达有时候需要追求现场感和沉浸感

好莱坞电影圈有一句话，说电影是造梦的工具，贩卖的是每个人心里的欲望。其实，短视频也是一个情境营造的载体，除了传播知识和信息，也是一个场景、情境的复刻与共享过程。通过声音、画面、剪辑、转场、技术等渲染，短视频将作者创意中的情境重建给受众，希望通过声画手段将作者脑海中的一段记忆复刻给观看者，因此，情境的传达有时候更追求现场感和沉浸感。例如，一些手术实拍讲解视频，专业分享的时候就会成为圈内爆款，因为手术的现场和未知性、手术医生的情绪、手术术式的把控和设计等，观看者往往能够通过这样一段视频身临其境，这类视频不在乎精良的制作和设计，要的就是现场沉浸感和一气呵成。

（5）观看、点赞背后的关键是观念转变

随着新媒体发展，信息传播的底层逻辑从"使用媒体得到信息"变为"通过媒体满足自己"，新媒体的传播者更加在意传播度、点赞数、评论数等，而这一切和数字相关的核心就是你是否满足了你的观众，服务了你的观众。从短视频制作的选题、结构、制作、情绪等方面，都和服务思维息息相关，只有秉承为观众服务，想他们之所想，才能更好地赢得他们的青睐。这里简单归纳为四个"要注意"：要注意短视频语境整体是轻松的，词语要直白易懂；要注意短视频的结构是简单的，最好"三段论"说清楚一个问题，并且有解决方案；要注意画面、字幕、声音围绕观众观看视频的过程服务，让人看得懂、记得住；要注意短视频的开头，最好有故事或者案例，或者问题引入，这样更容易让人看下去。

值得一提的是，随着 AI 等技术的普及，现在很多科普视频都用模式化动画、AI 换脸等"一键生成"制作，这是技术发展引发内容革命。诚然这是技术的进步，但对健康科普视频的制作来说，对实际生活的感知很重要，对健康内容的关注也很重要。真正从事健康科普事业的人，不仅要制作拍摄好的、传播度高的短视频，还要带着对医疗健康知识普及的大爱创作内容，技术可以更迭，传播介质可以改变，但创作的核心不变。不论用什么方式做健康科普，都是希望能够帮助到更多的人，一点一滴汇成江河，有了这个情怀，我们的创作始终不会被技术取代。

（上海广播电视台东方卫视 姚 婷）

作业

从不同短视频平台选择健康科普相关作品，从拍摄、制作及相关效果评估方法分析，并结对成制作小组，完成一个短视频作品，主题自拟。

Showtime：精彩科普的效用

第一节　控烟广告：不同文化下的科普宣传

朋友,你吸烟吗? 你的朋友、同学、导师和家人呢?

你知道吸烟的后果吗? 知道吸烟有害健康,并可能导致疾病甚至死亡吗? 知道吸入二手烟会严重危害健康,引发疾病甚至死亡吗?

你是否想过,医生自身的行为,比如自觉选择不吸烟,在鼓励他人采取积极的健康行为时能够产生多大的影响?

据世界卫生组织(WHO)估计,每年有 800 多万人死于烟草相关疾病。烟草烟雾中的尼古丁会使人上瘾,导致烟草依赖。吸烟是心血管和呼吸系统疾病、20 多种不同类型或亚型癌症,及各类致人衰弱的健康问题的主要风险因素。二手烟暴露也与不良健康后果有关,每年造成 120 万人死亡,其中包括 6.5 万名儿童。

控烟循公约　你我有责任

为应对全球范围内的烟草流行,世界卫生组织于 2000 年初制定了《烟草控制框架公约》(FCTC,以下简称《公约》),这是首个以证据为基础的公共卫生国际条约。《公约》强调了减少烟草需求和供应方法的重要性,并为在国家、地区和国际层面实施烟草控制政策和战略提供了参考框架,具体包括以下措施:

减少烟草需求的价格和税收措施（第 6 条）

防止接触烟草烟雾（第 8 条）

烟草制品成分管制（第 9 条）

烟草制品披露的规定（第 10 条）

烟草制品的包装和标签（第 11 条）

关于烟草危害及相关问题的教育、交流、培训和公众意识（第 12 条）

全面禁止烟草广告、促销和赞助（第 13 条）

与烟草依赖和戒烟有关的降低烟草需求的措施（第 14 条）

消除烟草制品非法贸易（第 15 条）

禁止向未成年人销售和由未成年人销售（第 16 条）

对经济上切实可行的替代活动提供支持（第 17 条）

世界卫生组织认为，与个体健康和生活质量相关的因素中，60％与生活方式有关。《健康中国行动（2019—2023）》倡导人人对自己的健康负有首要责任的理念。疾病预防，包括实施上述《公约》中概述的控烟政策措施和策略，是促进公众健康的一种具有较高成本/效益比的有效方法，其中也包括鼓励积极的个人健康行为，以及履行对家庭成员和社会的责任。

《公约》第 12 条重点强调了教育和告知个人与烟草使用相关的风险的责任。作为一名未来的医生，你已知晓吸烟的危害和负面影响，但你准备好与自己的朋友、家人、同学和病人讨论这些风险了吗？你是否会告诉他们，看似时尚、精致、有男子气概、"男女平等"的"吸烟习惯"实际上是致命的，也会让人上瘾！如果你确实打算这么做，那么又应该有效地告知有关健康风险的细节？应该如何传递这些风险信息？我们该如何告知、说服和激发他们关注这些风险和潜在后果的兴趣？你应该如何鼓励他们倾听、思考并采取行动戒烟？你又将如何与家人、朋友、同学、病人或其他人就此进行沟通？作为一名未来的医生，如何让自己传递的戒烟信息更可信、更有影响力？

不同的文化背景,不同的控烟科普

在不同的文化背景下,人们可能会对大众传播活动中传递的各类公共教育信息和触发点做出不同的反应,也可从其他国家的经验中学习。

例如,美国疾病控制与预防中心制作了数个"前吸烟者的建议"(tips from former smokers)宣传视频,富有成效地传播了吸烟带来的严重危害。制作者请那些因吸烟而病入膏肓、永久丧失劳动能力的"前吸烟者"讲述吸烟的危害,告诫他人不要吸烟,激励他们戒烟。这种关注烟草使用亲历者的策略性宣传方法在许多国家都得到了有效的应用。

在中国,政府高度重视控烟工作,与控烟相关的公众教育活动不断增加,形式也多种多样,尤其是在2006年初《公约》生效之后。特别值得一提的是,烟草使用导致了多种疾病和危害,但它们原本无需发生,医务人员除了使用医术帮助患者对抗这些危害,更要始终坚定遵循着"预防为主"的原则。

现在,你还是一名医学生,入学时曾握拳宣誓"决心竭尽全力除人类之病痛,助健康之完美,维护医术的圣洁和荣誉"。未来,你将成为一名医生,践行"恪守预防为主和救死扶伤"的宣誓承诺。你是否有能力、是否应当承担起"治未病"的责任,今天就规劝吸烟者戒烟?要知道,防病远胜于治病,当你在门诊、病房和手术室里兢兢业业地治病救人时,你作为不吸烟者的积极示范作用、建议患者戒烟会令你的防病工作更有力、更有效。

控烟宣传案例

下文介绍了不同文化背景下,健康科普实践的多种呈现方式,希望它们能激发你的好奇心,引起你对控烟活动重要性的思考和认识。我们也希望它能带领你,在治疗疾病和挽救生命的同时,关注并积极参与疾病预防。

虽然在各国开展的信息测试研究均一致表明,以图形方式描述吸烟的危害是促使吸烟者戒烟的有效方法,但控烟宣传所采用的传播方式必须考虑当地文化、价值观、人口统计学特征、行为准则和信息偏好等因素。如前所述，在一些国家，由那些正在遭受吸烟对健康造成负面影响的亲历者来讲述个人故事，这一传播方式在促进人们戒烟和唤起对政策措施的支持方面非常有效。一些案例凸显了精准捕捉本土文化要素，并与之产生共鸣的重要性。宣传活动的案例表明，通过主人公亲口讲述烟草对某一个人或某一个家庭带来的毁灭性影响，可以唤起受众的情感共鸣，进而激发更广泛的大众行动以及个体行为改变。

《健康中国 2030 规划纲要》和《健康中国行动（2019—2030 年）》都强调了到 2030 年将吸烟率降至 20％以下，以及到 2030 年确保 80％以上的中国人口受到全面无烟立法保护的关键目标。我们认识到，在各国开展讲述个人烟草危害故事的宣传活动十分有效，因此，我们与中国疾病预防控制中心控烟办公室合作，评估了在中国开展此类宣传活动的可能性。首先我们找到了三位愿意讲述烟草危害故事的男性，随后我们进行了一项信息测试研究，以评估受众对不同故事的反应。虽然每位烟草危害亲历者的故事都很有说服力，但根据研究结果，我们选择了从 19 岁开始吸烟的李翔先生，将他的口述故事作为宣传活动的主题。与其他亲历者相比，李翔因吸烟导致心跳骤停的年龄更小，因此他的故事更容易被年轻吸烟者所接受。

 举　例

中国的控烟宣传视频

在宣传视频中，李翔讲述了他在 2015 年与妻儿一起乘坐火车时心跳骤停的故事。他非常幸运，因为当时著名的心血管专家胡大一也在火车上，并立即对他进行了救治。当时，这个温暖人心的故事被国内媒体广泛报道，并在社交媒体上流传。

我们对李翔的故事进行了重新拍摄、剪辑和提炼，以最大限度地提高吸烟者的参与感,并向吸烟者及其家人传递有关烟草危害的关键信息。

公益广告以权威性的告诫结束:在火车上为李翔治疗的德高望重的胡医生站在镜头前说:"烟草伤害心脏。每一支烟都在伤害你和你的家人。"

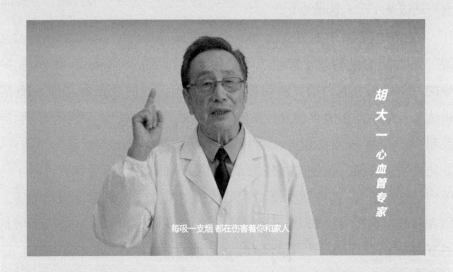

这一大众媒体宣传活动于 2018 年 12 月启动,并于 2019 年世界无烟日前后通过中央广播电视总台、省级卫视和社交媒体平台进行多次发布。在当时,这是首个将烟草危害亲历者的个人声音搬上中国家家户户电视屏幕的全国性举措。根据尼尔森的媒体数据,该活动在一个月内覆盖了约 6 亿人,提高公众对吸烟危害的认识,并为政府出台无烟立法的努力赢得了诸多支持。

在中国,信息测试研究正被越来越多地应用于有效控烟宣传的开发过程中,例如,近期清华大学与 Vital Strategies 合作开展了一项研究,旨在开发一次针对春节不送烟的宣传活动。

制订控烟战略传播活动

传播研究和评估对于开展成功的媒体宣传活动至关重要。战略性控烟媒体宣传可减少烟草使用、预防烟草使用，并增加对强有力的控烟立法和政策的支持和需求。但是，媒体宣传活动若想取得成效，就要确保其使用的材料是目标受众能够轻松理解、可信/有共鸣且经过测试的，也应保证内容能够引发关注，激励行动。

一般来说，控烟信息测试的目标受众包括烟草使用者和非烟草使用者。信息测试研究的目的是评估不同概念和执行方式在传递烟草危害信息方面的可理解程度、可接受程度和潜在的效果，以实现宣传活动既定的具体传播目标。

控烟战略传播活动的开发过程包含多个阶段。研究的目的是找出最强有力、最可能成功的概念和执行方式，明确可改进的方向，从而最大限度地提升效果。要对开展活动的国家或地区的烟草使用现状、趋势和影响因素进行分析。确定活动的目标受众，并为活动所要实现的愿景设定明确的目标，列出活动能够实现目标的战略方法。明确关键信息，并对目标受众开展信息测试研究，以评估不同信息风格的关注程度、可理解程度和潜在影响力，从而找到最有效的传播方法（最好包括电视和广播等材料和想法，以及户外场所和社交媒体等数字渠道的材料和想法）。

根据受众的媒体使用数据，选择媒体渠道，开展整合媒体的宣传活动，并聘请媒体机构制订和执行媒体宣传计划。根据媒体消费数据，选择相关媒体渠道，确保活动信息覆盖率和信息的曝光率，以实现其传播目标。也需要为宣传活动拨配充足的媒体投放预算，以实现活动传播的覆盖面和曝光率。在比较广告和考虑偏好时，请记住最好的广告并不一定是小组参与者最"喜欢"的广告。对于无烟宣传活动来说，广告并不一定要被人喜欢才有效。相反，最好的广告是最有可能实现宣传目标的广告。要做到这一点，广告就需要引起公众注意、具有相关性、传达预期的信息、唤起情感并激励人们采取预期的行为。

（Vital Strategies）

第二节 健康脱口秀

全国首档大型健康科普电视脱口秀节目《健康脱口秀》,是继《人间世》《急诊室故事》等现象级作品之后,由上海市卫生健康委员会、上海市健康促进委员会办公室、上海教育电视台、上海市健康促进中心等机构联合推出的健康科普节目。自 2021 年 12 月上海教育电视台首播后,全网观看人次已经超过 28 亿,火爆出圈的同时,也引起社会各界关于健康科普形式探索的创新实践。

《健康脱口秀》首次尝试将健康科普结合脱口秀这种时尚、幽默、喜剧化的方式呈现于荧屏,以科学的姿势"吐槽",用健康的金句辟谣,让广大市民在笑声中走出健康误区,在欢乐中掌握"健康密码"。《健康脱口秀》作为一档健康科普节目,除了对提高观众健康素养具有良好的效果之外,对于诸多参与节目的医务青年选手们同样有着提高健康科普能力的作用,主要体现在写作、表达、传播三个方面。

搞笑背后的专业能力

(1) 写作能力

一般人都有一种误解,认为脱口秀是即兴的节目。其实,演员在表演时呈现出轻松自如的状态是种"伪装",背后是他们在反复练习很多遍后营造出的表演效果。脱口秀不仅不是即兴的,反而对讲稿要求非常高,甚至到了逐字打磨的地步。参与《健康脱口秀》的选手在上台前都会经历一个"严酷"的改稿过程,修改几稿甚至十几稿。正因如此,经过这样锻炼后,写作能力都会有较大的提升,有几位选手还在赛后写出过超 10 万阅读量的趣味科普文章。

(2) 表达能力

当文稿成熟后,选手们一般需要用脱口秀特有的方式表达出来。和科普演讲不同，看上去健康脱口秀的表演更加随意和口语化，实际上这也是需要更为精湛的"演技"。毕竟，脱口秀除了要让人听懂之外，还需要让人发笑，必然就会对表演提出了更高的要求。为此，选手们需要梳理好讲述逻辑，铺垫、出梗、讲解等每个环节的处理都不一样，对轻重音、节奏、口吻等技巧也需要反复揣摩。在经过脱口秀表演训练后，表达能力都会有显著提高，对于舞台表演的理解也更为深刻。

（3）传播能力

除了会写、会讲之外，把精彩的内容"传播"出去也是一门重要的学问。《健康脱口秀》之所以成为"爆款"节目，除了电视端大屏播放外，手机端的小屏也是传播的重要途径。节目开播后小屏上的流量数据受到重视，通过比较小屏传播效果和现场表演的区别，为科普表达和创作传播总结出很多经验教训。不少选手通过这样的历练，对健康科普短视频有了兴趣，创建了个人健康脱口秀账号，用新媒体健康传播的方式延续了自己的科普舞台。

从"科普"和"喜剧"入手，由内而外地进行科普创作

看到这里，是不是也想尝试创作健康脱口秀，该从何处着手呢？确实，作为一种以喜剧艺术为载体的科普新形式，健康脱口秀相较传统科普有一定的门槛，但也并非完全无迹可寻。简单来说，就是从"科普"和"喜剧"两个方面入手，由内而外地创作内容。

本质上，健康脱口秀还是健康科普，"医学"是其"骨架"。纵观前三季播出的《健康脱口秀》，比较多见的题材有三类：医者故事、健康辟谣、趣味科学。

（1）医者故事

医务工作者的岗位特殊，专业壁垒高，工作内容和其他行业差别较大，与大众之间存在信息壁垒或信息差，工作时经常会"闹笑话"。因此，如果医务工作者以轻松的方式聊聊工作见闻，用开玩笑的口吻解除一些刻板印象，都不失为一种巧妙的科普手法，让患者容易接受，也更容易拉近医患双方距离。

举 例

> ### "医者故事"的脱口秀讲稿
>
> 很多病人睡着之前都会担心一个问题:"医生,一会儿能不能多给点药,我怕自己睡不着,我平时能喝两斤。"这个时候面对病人的焦虑,作为一个麻醉医生,我会语重心长地告诉他:"在这个台子上,就没有我放不倒的人。"当然无一例外,病人很快就会睡着了,当他醒来的时候手术已经做好了,这导致很多人以为:麻醉医生打一针就走了。其实在整个手术过程中,病人的生命就交到我们手里了,我们必须全程在旁边盯着监护仪,就好像小区保安室里的大爷。
>
> ——《健康脱口秀·第二季》宣贝贝

（2）健康辟谣

随着互联网的普及,谣言在网络上层出不穷,而健康谣言更是重灾区,虚假宣传、制造恐慌、危害健康……不一而足,辟谣也是医者的重要使命。脱口秀凭借其特有的犀利和讽刺,在科普辟谣上独具优势。通过寻找谣言漏洞,直击荒诞要害,黑色幽默的反讽,呈现出"周处灭三害"一般的酣畅感,让人好笑的同时又难以忘记,从而实现健康"避雷"。

 举 例

> ### "健康辟谣"的脱口秀讲稿
>
> 电子烟到底对身体是不是无害,我们从成分来看。首先,电子烟的主要成分里有一对"不二不三"组合,丙二醇和丙三醇。这时候,如果丙二醇先来自我介绍了"大家好,我普遍对人体安全",这句话代表什么？代表我问前男友:我俩在一起,你会劈腿吗？他说"普遍情况下

不会"。后来,我发现他和别人手牵手。我发现再平凡的人生,都会有很多次"特殊情况"。

——《健康脱口秀·第一季》李洁

（3）趣味科学

很多人觉得科学是枯燥乏味的,但有的学者总能找到不一样的视角,让无趣的知识变得妙趣横生,让高冷的专业术语走下神坛,走进生活,这就是"趣味科学"。其实,除了医学外,很多领域都有这种"走近科学"的科普方式,其本身就具备很强的趣味性,再搭配上脱口秀的喜剧表达,致使笑料加倍,让人欲罢不能。

 举 例

"趣味科学"的脱口秀讲稿

你对人家有好感,你怎么确认人家和你有相同的想法呢?如果你看过脑科学的论文,你就应该知道这个时候要掐表,45秒内,如果对方又看了你一眼,我要对你说:来都来了,你就不能勇敢一点吗?有戏的!你的成功那是有统计学意义的。为什么情人眼里出西施?因为在恋情开始的双方大脑里会分泌大量的苯乙胺。

——《健康脱口秀·第三季》黄翔

除了医学之外,健康脱口秀表演需要一些喜剧技巧的,它能让科普从"骨瘦如柴"变得"有血有肉"。从喜剧角度而言,笑料的成型不仅需要最后的抖包袱,也需要做好足量有效的铺垫。

脱口秀中最简单的喜剧逻辑叫作"预期违背",也就是通过一段铺垫的话语,为观众脑中设置一个预期,随后再通过一段"抖包袱"的话语打破那个预期,产生意外。其中,"预期"和"意外"的反差越大,产生的笑料就越大。

因此,"预期违背"就像打伏击战,铺垫就是诱敌深入的过程,引诱力度过大或过小都会影响最终战果,造成伏击失败。因此,铺垫要素要足够,文字却要精炼,为后面的包袱做好服务。

 举 例

"预期违背"的脱口秀讲稿

近视是多基因遗传的,就是你不知道哪个基因起最主要的作用,可能用眼过度也会产生这种情况,所以就有很多因素导致这个多基因遗传病。当中最主要的一个因素就是:我毕竟是一个外人。孩子爸爸说:大夫你什么意思?我说,有些情况我不好问,就比如,这个孩子……他是不是你们亲……自逼着他半夜做功课啊?

——《健康脱口秀·第一季》舒秦蒙

与铺垫相对应的是包袱,就是最后产生的意外,当敌人好容易被引导进埋伏圈了,是水淹?是火攻?还是万箭齐发?伏击到底该怎么打,也是一门学问。抖包袱,也就是所谓的"出梗",有着许多种方式。前面的预期违背例子,近视眼是"多基因"遗传病的原因,加上"我不好多问"的态度,当选手讲到"是不是你们亲……"时,观众已经被引到"伦理"的方向,结果埋伏却是"亲……自逼他写作业"。把"亲""自"拆开加上当中的长停顿,共同构成了一个巨大的意外,所以这个包袱就成功了,称为"断句梗"。"出梗"的方式有很多种,限于篇幅不一一列举。

提高途径,唯有做到多看、多写、多讲

俗话说:拳不离手,曲不离口。想要更快更好地掌握健康脱口秀,并没有什么捷径,唯有做到多看、多写、多讲。

(1)多看

新手入门的第一步永远是多看。可以多观看往期《健康脱口秀》选手的

作品，把优秀的稿件"扒"下来，学习文稿的架构、科普的逻辑以及喜剧的运用等。记录下自己观看时发笑的地方，同时用不同颜色的笔把整篇文稿中的铺垫、包袱、科普知识划出来，揣摩稿件科普和喜剧的原理，从而一步步地掌握创作技巧。

（2）多写

当观看一定量的作品后，就可以尝试进行写作。刚开始篇幅可以短一些，围绕一个小的科普点，或者是以一个小的故事、场景等，先搭建好"骨架"，随后往里面塞铺垫和包袱构成"血肉"，让稿子越来越生动有趣。篇幅可以不用增长，但一定要勤加练习，只看不练创作水平是不会提高的。

（3）多讲

脱口秀不仅需要靠练习来提高表演水平，还需要靠练习来完善稿件。许多脱口秀演员在正式演出前都会给观众进行免费表演，用来测试包袱是不是响，这种演出称为"开放麦"，甚至有演员在台上现场改梗。而健康脱口秀也同样需要练习，当稿子写好后表演给家人、同事，甚至是"开放麦"的陌生观众听，通过反馈调整稿件，提高创作和表演能力。

（上海市健康促进中心　戴恒玮）

第三节　"青科赛"——科普能力提升的舞台

上海市青年医学科普能力大赛（简称"青科赛"）是 2014 年由上海市医学会创办的科普竞赛活动，经过十多年的发展历程，如今已经成为上海市青年科普人才培养的孵化器，培养出一大批"有灵魂、有责任、有担当、有作为"的医学科普新青年。

"青科赛"立足公益，坚持专业标准与公平原则，鼓励创新。一般每年年初发布当年的大赛报名通知，通过提交参赛作品，经过预赛、决赛等程序，于八月中国医师节前后举办决赛。进入复赛的作品，在决赛现场以展演的形式决出最终的获胜名次。参赛对象是上海市年龄不超过45周岁的医务工作者，可以通过各医疗机构或上海市医学会下属专科分会推荐。除了决赛的奖项之外，每年还会颁发科普文章、科普视频、动画创意等专项奖。

引导优秀创作者参与科普创作

科技创新需要更多的新生力量，科普又何尝不是这样？青年人接受新鲜事物能力强，是科普创作的"新鲜血液"，也是"生力军"。同时，青年人也是科普知识重要的受众群体。曾有青年医生这样说：刚进入医院，得知可以写科普文章发表时，感觉这是一件极其美妙的事。将爱好和职业相结合，不但写作品更有动力，思路也会如泉涌，科普之路越走越宽广。

参天大树的养成离不开优质土壤的供给。青年医师有想法、有干劲、有精力，对于自己感兴趣的领域会更愿意花费时间去钻研、去学习、去总结，怀揣着对济世救人的医师身份的自豪感，往往更愿意将自己所见所闻和人分享。而参加"青科赛"之类活动，可以通过竞技的方式让更多的青年医师聚集起来，在你追我赶中学彼之所长，补己之所短。

任何愿意为科普事业贡献一份力量的医护、医技、科研人员都值得被挖掘。鼓励科研人员参与科普创作，可以将科研成果转化为易于理解的科普形式，提高科普作品的质量和权威性；鼓励医技、护士发挥其所长，丰富健康科普的内容和角度；定期向与青年医师约稿，设立科普创作奖励机制，可极大激发创作者的积极性和创作热情，提高被认同感、成就感。不同的人群创作科普的风格不同，有的幽默风趣、有的博学多才、有的循规蹈矩，有的以亲身经历为写作点，有的从所见所闻为依据，对于所有作品进行收集、质量把关，再发布在相应平台，是对创作者作品的肯定，也是最直接的鼓励。

医院对健康科普工作的重视程度，关系到医护人员健康科普创作工作的时间投入。提供科普作品发布平台，并开启评论、转发等功能，鼓励创作者通过科普作品展示自己的才华和创造力。医院的官方微信公众号、与报社的合作、网络平台的推送，没有什么能比自己的作品被更多人看到更让人喜悦，评论也是对创作者作品质量的反馈，褒奖的评论让创作者更有信心，质疑的评论也让创作者在下次创作时更严格关注细节。定期开展的科普创作类比赛正是对创作者的挖掘和激励的过程，也是表现对科普创作的重视。

从资源共享起步，一步步提升科普能力

科普的创作离不开灵感、素材积累、创作经验等。忙碌的日常工作很容易占据大部分时间，让创作者没有额外时间去收集科普素材。建立科普资源共享平台如创建科普资源库，收集和整理各类科普资料，方便创作者获取、参考和借鉴。共享平台的建立让创作者信息互通，触发创作灵感，创作出更多的优秀作品。

对青年医务人员来说，多接触、多积累、多记录很重要。比赛只是验证科普创作成果的一种方式，在此之前，青年医务人员可以从理解健康科普创作的意义、培养健康科普创作爱好开始做起。"语通俗，词易懂，少术语，解释清楚"，是对科普创作内容形式的最佳总结。从每天接触的病例、学到的新知识做出发点，将这些内容积累和记录下来，形成自己的科普资料库。也可以关注当下热点新闻，结合自己专业，为创作出严谨、可信度高的科普作品做好基本功。

另外，加强创作者培训和交流如组织科普创作培训班，可以提高创作者的科普写作能力、科学素养和传播技巧。科普的意义在于把专业知识用通俗易懂的话语传播给大众，让人熟知、解其困惑，因此科普的创作可以说是一件极其重要和极富意义的事业，每位科普创作者都应引以为傲，从内心肯定自己的科普创作。而科普创作技巧的提升也如临床工作技能一样，需要不断更新、积累和丰富。科普培训班给那些想要更写出更优科普作品的创作者们提供机会，学习高浏览量的科普作品特点、润色科普创作语言、丰富科普创作风格，从而创作出质量更高、推广价值更优的科普作品。

青科类比赛是创作者们拿作品竞争的过程，也是相互交流的机会，是比赛，更是学习体验。抱着这样的态度再去参与，会更从容也更自信。当然，仅仅拥有高质量的科普作品还不够，还要搭配声情并茂的演绎，将科普作品

通过演讲方式更佳表达,让文字活起来。培养自己敢于在公众面前表演的能力,锻炼自己字正腔圆的演讲能力,配合形式多彩、内容丰富的科普作品,才能夺得比赛头筹。

总之,青年医务工作者是健康科普的主力。从青年医务工作者自身出发,不仅要提升健康科普兴趣,更要提升能力,持续学习。从医院层面出发,要给青年人平台和桥梁,走通院内外健康科普创作、展示的组织等途径,给青年医务工作者提供健康科普源动力和快通道。健康科普是一个全社会的事业,也是医务工作者一生的事业,一方面要鼓励医学生学习健康科普的知识,培养青年医务工作者更多的责任心,名家专家也要关注相关学术领域的最新动态,对医学科技和健康科普产生热情,这样整个科普"海洋"能孕育出新的能量,焕发出活力。

> ## 延伸阅读
>
> ### "冠军路"这样走出来,
> ### 让精神心理医学知识传递给更多的人
>
> 从 2016 年的《阳光下的向日葵》到 2023 年的《生日快乐》,上海市精神卫生中心已经在上海市医学会主办的"青科赛"中获得四次冠军。青年医务工作者的科普力量持续展现,科普能力不断提升。
>
> 记得第一次接触到"青科赛"是因为 2016 年医院科研科发布的通知。当时,精神医学的知晓率和知名度还不广泛,社会对精神疾病和精神障碍患者会存在一些偏见和歧视。也正是因为这些偏见和歧视,致使人们对精神医学知之甚少,导致疾病诊治的延迟、病耻感或歧视的存在。让老百姓了解精神卫生,让人们关注心理健康,几乎是每一位精神心理科医生的奋斗目标。但是,什么途径是最有效的? 这是一个困扰医生们很久的问题。老百姓理解不了传统的、一本正经的医学讲述,他们能接受的就是医生讲的"大白话"——健康科普。"青科赛"无疑是非常好的传递精神心理医学知识的途径。于是,我们几位志趣相投的青年医生接

受了参赛任务。

健康科普的形式是多种多样的。文字结合图片、动漫小故事、个人感受分享、视频音频等，不同的形式给人不同的体验。科普创作是有难度的，因为既要保证科学性，又要有可读性，对话题的选择要求也高。对我们的参赛形式、主题等，大家陷入了激烈的讨论中。"春晚中最吸引人的就是小品。要不我们以科普小品的形式来表达吧。"一位医生的提议最终得到了大家的认同。科普小品不仅生动有趣，而且可以用故事的形式让人印象深刻，起到寓教于乐的作用。但是，问题又来了，医生们在小品脚本的创作方面是"门外汉"。"我有一位上海音乐学院的朋友，我可以邀请他来帮忙。"另一位医生说。说干就干，我们请来了这位专家。在他的指导下，脚本从冗长渐渐变得精悍，内容从相对生硬变得充满"血肉"，语言表达从医学术语变得通俗易懂、风趣幽默……

有了好的脚本，团队成员心里有了底，充满干劲。准备的两个月期间，我们几乎每天下班后都会约好一起排练，要记住每一句台词，希望把最好的状态展现给观众。日常医疗工作量虽然较大，但是两个多月的时间里，我们一直坚持排练。对请假的队友，我们会拍摄排练的视频给他。就这样，年轻人在一起不断地鼓励、进步，碰撞出精神火花。

终于到了比赛的那天。在后台，我们和其他医院的医生们一起等候出场时，大家能感受到，或多或少都有忐忑，有点紧张。彼此相互鼓励，就这样，我们上场了。当追光灯打在我们身上的时候，突然，似乎不紧张了，我们每个人发挥得很好，就像平时排练一样。"在大家身边有这样一群人，他们有时陷入自己的思维，有时会听见一些奇怪的声音。他们是阳光下的向日葵，需要你的关心和支持！"当我们一起说完最后一句话时，全场爆发激烈的掌声。我们成功了。

在第一次获得"青科赛"冠军后，我们更有信心了——原来大家并不排斥精神医学，只是需要有合适的通向心灵的桥梁。此后，我们定期参加"青科赛"，每次我们会组建不同学科的青年医生，包括心身医学科、成瘾医学科等。参赛的科普内容更加丰富多彩,包括精神分裂症科普、强迫症科普、阿尔茨海默病科普、心理危机干预科普等。上海市精神卫生中心的青年医务工作者团队成为"青科赛"上的一道靓丽的风景线,精神科普的精神也被更多人看到、认可。

(上海市精神卫生中心　马银珠　乔　颖)

第四节　老年健康科普这么做

老龄化程度日益加深是我国面临一大严峻挑战。国家统计局发布的数据显示,截至 2022 年底,我国 65 岁及以上人口占总人口 14.9%,已经进入中度老龄化阶段,预计在 2035 年前进入重度老龄化阶段。老龄化带来的慢性病、失能和半失能等问题,将给个人、家庭和社会带来严重的负担。

实施积极老龄化健康老龄化的重要途径之一就是强化对老年人的健康教育,加强老年人健康技能培训,倡导老年人健康的生活方式,培养老年人健康自我管理能力,提升老年人的健康素养。

我们在做老年健康科普多年的实践中,提出以下几个原则。

(1) 保证科学性、专业性、时效性

这是首要的原则,专业平台和机构也应有相应的审核和监管机制。多年的实践中,我们发现老年健康科普问题多且积重难返。比如,伪科学养生信息层出不穷,"骨头汤补钙""千金难买老来瘦""绿豆汤治百病""老来吃素更健康""喝醋可以软化血管"等,虽然反复宣教,老年人却常常坚信不疑,这些所谓的"老人言""祖祖辈辈传下来"的养生秘诀,大多是养生误区,老年人很难改变观念。如今,新媒体迅猛发展,健康科普信息更是鱼龙混杂,伪科学、健康谣言在老年人朋友圈广为传播,老年人难辨真伪。

(2) 避免过于专业化、碎片化、单一化

老年群体由于生理功能老化、社会角色改变、心理功能弱化等原因，在适应社会能力、对知识的理解能力、新知识接受能力等方面均存在退化，健康科普应改变专业学术授课形式的科普讲座、刻板的教学大纲解读等。

具体来说，老年健康科普可以尝试以下方式。

• 采取叙事医学的手法，通过讲老年人生活中故事的方法，让其有深刻体会，情景带入感。

• 多举例子，多打比方，把抽象概念具象化，例如"一碗骨头汤里的钙只有相当于同等量牛奶的 1/50"等。

• 采取编口诀、打油诗等形式，方便老年人理解和记忆。

• 要有系统化和整体观。老年人大多是多病共存，多重用药，科普内容要考虑老年健康是一个整体，要注意疾病和药物间的交互作用，尽量系统化，有整体观。创作的科普作品成套、成册、成系列，便于老年人一步步理解和掌握。

• 强调健康技能的传授，例如居家锻炼操怎么做、如何居家康复、居家护理有哪些小窍门等实用操作技能，动作讲解需要简单易行，让老年人可以持续复制，真正做到知行合一。

（3）传播手段应适应老年人需求

新媒体和互联网已经成为健康科普传播的主阵地，但还有很大一部分老年人不会用智能手机，不会上网，尤其是高龄半失能老人，要跟上时代跨越数字鸿沟接受互联网信息十分困难。因此，报刊、书籍、杂志、广播、电视等传统媒体仍是老年人接受健康科普的重要方式，也是老年健康科普的主阵地。

（4）要体现老年友善文化

老年健康科普活动和创作中应体现助老、敬老、尊老、孝老的老年友善人文关怀理念。制作老年健康科普作品，字体要大，背景清晰，语言速度不宜太快，声音要响亮，吐字清晰。在组织健康科普活动时，要注意时间不宜过长，要注意观察现场活动老人反馈需求，增加现场互动等环节，要体现出对老年人的尊重和关爱。

（5）注重基层健康科普

健康科普需要走进老年人身边，社区、老年大学、养老服务机构、居民委员会、村委会等老年人常去的地方，结合开展义诊、健康讲座等科普活动，通过面对面的接触，手把手的教学，普及老年人综合评估、平衡膳食、积极锻炼、合理用药、慢性病管理、心理健康、康复护理、伤害预防等健康知识。对于基本上足不出户，信息渠道相对匮乏，科普素养偏低的农村老年人，要组织科普义诊活动走乡镇下乡村，走到他们身边做健康科普，做老年健康科普不仅需要"脑力"，也需要"脚力"，让老年人在家门口就能学到健康知识和技能。

总之，健康科普是助力积极老龄化的重要手段。作为临床医生，大多数都会有和老年患者打交道的过程。在临床工作中，学习做好老年健康科普，有利于和老年患者沟通，有利于医患关系改善，提高患者的依从性。做老年人"看得懂、听得明、学得会"的健康科普，将科普作品传播到老年人"信得过、看得到、用得惯"的平台，走进老年人身边，积极开展多种形式的健康科普活动。帮助老年人树立正确积极的老龄观，正确地看待衰老，积极地应对衰老，保持学习的心态，实现医养结合、健康管理，让老年人主动成为自己健康的第一责任人，是实现老年人健康长寿、社会协调发展的必要条件。

（复旦大学附属华东医院　洪　维）

第五节　新媒体妇产科普的关注点

妇产科涉及女性的生殖系统，既有与其他医学专业科普的有共通之处，又有其特殊性。比如，妇产科健康科普的内容通常更加私密和敏感，我们需要更加关注女性的心理和情感需求，健康科普的文字和语言要以更加温和、细致的方式进行传达。

除了普通人，健康科普需要兼顾另一个群体

讲到健康科普，大多数人的第一印象就是给普通人宣教健康知识、疾病

防治措施等。通常情况下，普通人没有医学背景，对医学知识不甚了解。事实上，健康科普还要关注另一个人群，那就是基层的妇产科医生以及妇产科之外的临床医生，他们有一定的医学背景，但是并不能很好理解和掌握相对复杂的专科疾病诊疗。在做妇产科健康科普时，有时候需要兼顾两个群体的需求，既能为普通人带来健康的知识，也能在医学同行中推广新的医学理念和医疗措施，从而更有效地为科普赋能，发挥健康科普最大价值。

以更年期保健科普为例，女性在45～55岁一般都要经历"绝经"这个事件。绝经前后，因为卵巢功能衰竭，会出现一系列雌激素缺乏而引发的不适症状，俗称更年期综合征，学术上称绝经综合征。目前，女性人均期望寿命为70～80岁，有1/3甚至更长的时间处在绝经过渡期及绝经后期，人数非常庞大。大多数女性并不完全了解绝经的危害，觉得这是自然现象，顺其自然就好，完全靠"熬"过绝经。不仅患者不去寻求医生的帮助，甚至很多妇产科医生也认为不需要对绝经相关症状进行医疗干预，就算有一些医生想给患者激素治疗，却因担心药物不良反应，不敢开处方。绝经管理中核心措施是性激素治疗，在用药的监测过程中，会涉及其他专科，比如乳腺科、心内科、胸外科等，这些专科的部分医生抱着传统的观点，知识没有更新，很有可能会片面地、武断地阻止患者使用性激素治疗。

经常妇科内分泌医生辛辛苦苦对患者健康科普宣教后，患者接受了合理的激素治疗，然后却在一次其他专科随访中，被劝退了。因此，健康科普的内容和形式不仅要面向普通人，也需要针对特定的医生群体。这就要求不能只制作相对通俗浅显的健康科普作品，还需要适当增加有一定循证医学证据或者新研究进展的内容，可以理解为是介于大白话和学术报告之间的第二个层次的健康科普，可以对基层医生或其他专科医生做好继续教育，完成妇产科专科的健康科普宣教闭环。

重视新媒体平台在健康科普中的作用

我国曾有调查显示，截至2022年6月，我国互联网用户约为10.51亿人，其中40～59岁女性近1.7亿。更年期女性大多数处在这个年龄段，新媒体并不只是年轻人的天下,更年期女性也是活跃的群体。以我个人的经验来看,在新媒体平台上积攒一定的粉丝量后,系统地进行更年期保健知识科普,医患沟通变得很顺畅、和谐,大多较好地掌握了更年期的基本知识,门诊只需要沟通重点关注的问题,就可以很顺利地进行治疗和管理。

对于新媒体健康科普,非常需要医生转变心态,转化健康科普宣教的角度。不能有高患者一等的心态,要重视受众角度,关注观众的关注点。比如,从学术上说,月经是否正常需要从四个要素"月经周期、周期的规律性、月经期天数和月经量"来判断,但是普通女性可能更在意"月经颜色黑一点是否有问题""是否有毒素没排出""有血块会不会贫血""掉出一块肉是否为肌瘤排出"等。再比如,医生会更关注更年期使用绝经激素治疗与乳腺癌、栓塞性疾病的关系,但是更年期患者可能更关注"激素会不会变胖""能不能通过喝豆浆补充雌激素"等问题。同样,很多孕妇更加关注孕期吃吃喝喝的问题、剖宫产好还是顺产好、无痛分娩会不会影响宝宝等,这些往往不是产科医生所关注的重点。要知晓受众的关注点,可以收集临床和新媒体上最常被提问的问题,这就是医生在新媒体做健康科普时,需要关注和转变的,才能保证健康科普作品传播得更有效地、更广泛。

很多医生喜欢组建专病的微信群,是否能真正实现全程管理呢?除了微信群,我们还要善用朋友圈,除了单向发布重要的信息、健康科普作品之外,可以线上与患者进行互动,如问答、讲座、小组讨论等,鼓励积极参与,提出自己的问题和困惑,还可以让群友之间自行相互交流、分享经验,共同提高健康意识。通过微信群和朋友圈管理,可以弥补门诊就诊时间短,不能解释彻底等问题,患者治疗过程中出现的问题也可以及时得到有效沟通,舒缓紧张情绪,有利于增强患者治疗的信心和依从性。

可见,妇产科健康科普需要根据女性的特点和需求,充分利用新媒体平台,创新健康科普的方法和形式,制订更加精准、有效的科普策略,提高自我保健能力。

(复旦大学附属妇产科医院　邹世恩)

第六节　健康科普平台与智库

随着健康意识的逐渐提升，民众对于科学、准确、实用的健康科普知识的需求日益迫切。然而，当前医学科普资源分散，缺乏权威、系统的科普平台，导致公众难以获取高质量的健康科普信息。为了回应这一时代需求，复旦大学医学科普研究所于 2018 年 12 月成立，致力于推动健康科普知识传播和人才培养。作为国内首家医学科普研究所，联合复旦大学各附属医院、新闻学院、公共卫生学院等多方力量，整合医学与传媒等各界智慧与资源而成立。

形式活动丰富多样，线上线下结合融媒

作为健康科普权威平台，复旦大学医学科普研究所成立后积极组织或举办、推进各类线上线下活动进行健康科普知识传播，增强民众健康意识、提升民众健康素养；并通过建立专业网站、微博、微信公众号等新媒体平台，开展线上科普传播。其内容涵盖了各类疾病防治、健康养生、医学新知等领域。同时，研究所也组织出版了近百本医学科普图书，为广大读者提供了更丰富深入的阅读资源。研究所及其成员还经常举办线上线下健康讲座、参加电视电台健康节目或网络直播、健康义诊或咨询等活动，为公众提供健康服务、普及健康知识、解答健康疑惑。这些形式多样、内容丰富的健康科普活动深受人民群众的欢迎，实惠了广大民众，获得了良好社会反响。

课题研究夯实智库，创新基金助力青年

研究所作为健康科普智库，在人才储备和培养方面是"广撒英雄帖、汇聚八方才"，在成立时就入库了医学与传媒界的 50 余位健康科普权威专家，并积极支持各位专家申报各级健康科普相关课题研究夯实智库，创立复旦医学科普创新基金支持青年科普人才的成长。

近 5 年来,各级健康科普相关课题的深入研究不仅为健康科普提供了坚实的理论基础,也为公众提供了科学、准确、实用的健康知识。而为了扶持和壮大青年科普队伍,研究所特别成立了复旦大学医学科普青年联盟,并设立了复旦医学科普创新基金来培养青年科普人才。

研究所还通过举办健康科普学术会议、理论与实践训练营等方式,为青年科普人才提供了学习和交流的平台,推动了医学科普人才的不断壮大。此外,研究所还在复旦大学上海医学院开设医学科普传播能力规范培训体系的研究生课程,为培养更多专业的医学科普人才奠定了基础。

研究所将继续积极与其他相关机构开展合作与交流。积极参与百度、腾讯、阿里网络医典词条的审核及撰写工作,与抖音、微信号、哔哩哔哩等短视频直播平台建立合作关系,使科普内容及形式更加贴近数字时代人的阅读习惯。研究所将继续秉承"科学普及、健康为先"的理念,加强平台与智库建设,丰富科普活动内容和形式,深化跨界合作与交流,扩大科普知识传播范围,积极培养更多更优秀的科普人才,引领健康科普新时代,推动医学科普事业发展,为构建健康中国贡献更多力量。

(复旦大学附属中山医院闵行梅陇院区　林　红)

第七节　"以赛促练",让"科普月月讲"更精彩

住院医师需要在临床技能上不断精益求精,健康科普能力的培养同样不可或缺。"以赛促练"作为一种创新的培训方法,在提升住院医师科普能力方面具有显著效果。

自 2014 年迄今,"唯爱伴我行·上海市住院医师科普月月讲"(简称科普月月讲)比赛每年举办。作为上海市慈善基金会"科普月月讲"公益项目的首批参与医院之一,复旦大学附属中山医院积极鼓励住院医师参与该项活动,并在科普专家和教育处的精心设计下开设全方位、多层次的住院医师科普训练营教学活动,提升住院医师的意识与能力,使住院医师能够运用健

康科普知识与技能对患者和公众开展健康科普活动，进行健康行为指导。每年 10 月，教育处组织住院医师院级健康科普大赛，特别邀请院内外专家担任评委，分别从演讲内容、演讲技巧、人文素养、仪容仪表、课件制作、时间掌握及现场问答等方面进行评分和点评，选拔优秀住院医师参加全市比赛，取得比较优异的成绩。

健康科普能力关系职业发展，影响专业能力及团队协作

住院医师通过健康科普能力提升，可以更有效地与患者沟通，帮助患者理解疾病状况、治疗方案和预后，增强患者对治疗的依从性；在社区和公共场合进行健康科普活动，可以提升公众的健康意识，促进健康生活方式的形成；在临床工作中，住院医师可以作为健康教育的重要推动者，帮助患者和公众获取科学、准确的健康信息。

如果住院医师重视健康科普能力提升，将其作为专业发展的重要组成部分，将提升其个人职业竞争力。健康科普工作可以让住院医师更加意识到自己作为医学专业人士的社会责任，激励他们为公众健康做出贡献。健康科普不仅传递知识，也是展现医学人文关怀的重要途径，住院医师通过健康科普活动体现对患者的关怀和理解。住院医师的健康科普能力可以作为提供高质量医疗服务的一部分，帮助医疗机构建立良好的公众形象。在公共卫生危机，如传染病暴发时，住院医师的健康科普能力对于传播关键信息、指导公众行为同样具有重要的作用。住院医师在健康科普能力提升过程中，面临的挑战是多维度的，涉及个人、专业等方面。

住院医师通常已具有较为扎实的医学专业知识，这为他们进行健康科普活动提供了坚实的基础。部分住院医师已经具备良好的沟通技巧，能够有效地与患者和公众交流。越来越多的住院医师认识到健康科普的重要性，参与了不少健康科普活动。一些住院医师通过参与讲座、撰写文章或使用社交媒体等方式，积累了一定的健康科普实践经验。

然而，由于临床工作繁忙，住院医师往往难以找到足够的时间来进行健康科普创作和活动。许多住院医师缺乏系统的健康科普培训，不知道如何

有效地进行健康科普传播。进行健康科普活动需要一定的物质和技术支持，一些住院医师可能不熟悉使用现代媒体和技术工具，如社交媒体、视频制作等。同时，住院医师需要向具有不同背景和知识水平的受众传达信息，要求住院医师能够灵活调整信息的深度和复杂性。住院医师需要得到来自医疗机构、教育机构和专业组织的持续支持和资源，一个鼓励学习和实践健康科普技能的环境，以及提供定期的培训和专业发展机会，对于提升住院医师的健康科普能力至关重要。

"以赛促练"以提高学习者的能力和技能

"以赛促练"的优势在于它提供了一个目标导向的学习环境，参赛者在准备和参与竞赛的过程中，能够获得即时反馈，学习动力和竞争精神也被极大激发，其核心是利用竞赛的激励机制和实战环境来促进学习者的成长。它不仅仅是为了赢得比赛，更重要的是通过比赛过程中的准备、实践和反思，提升学习者的专业技能和综合素质。

具体来说，竞赛可以激发学习者的内在动机，使学习者能够更加积极地参与学习和训练；竞赛提供一个接近实战的环境，使学习者能够在模拟情境中练习和提升技能。竞赛过程中，评委和观众的反馈可以帮助参赛者了解自己的优势和需要改进的地方。为了在比赛中获胜，参赛者需要不断进行思考并找到解决问题的新方法。竞赛可以帮助学习者学习如何在压力下保持冷静和有效工作。参加竞赛会积累宝贵的经验，可以转化为未来职业发展的积累，竞赛过程中的自我挑战和自我评估可以增强学习者的自我认知。

此外，健康科普竞赛的趣味性可以打破传统教育学习的单调，使学习变得更加吸引人。通过"以赛促练"，住院医师可以在一个有挑战性的环境中提升自己的医学知识和健康科普技能，同时也能够发展团队合作、沟通和领导能力。这些经验对于住院医师的职业成长和未来的医学实践都是极其宝贵的。

作为青年住院医师，如何通过"以赛促练"达到预期效果呢？需要一个有规划的策略，并需要细致执行。以下是一些关键步骤和考虑因素。

• 明确目标：了解竞赛的目的，是否是为了提升特定技能、促进团队合作、激发创新思维或是其他教育目标。

• 设计内容：根据目标设计竞赛的形式、规则，并了解评判标准。确保竞赛内容与学习目标相符，具有挑战性和吸引力。

• 资源准备：确保有足够的资源来支持竞赛，包括场地、设备、材料和技术支持。

• 宣传动员：通过适当的渠道宣传活动，吸引或组织更多人参与。

• 培训和指导：接受或提供必要的培训和指导，充分准备，包括技能培训、策略讨论和模拟练习。

• 后续跟进：竞赛结束后，组织后续活动，如研讨会或工作坊，进一步讨论竞赛中出现的问题和学习点。

• 改进提升：对竞赛活动进行评估，收集反馈信息，了解哪些方面做得好，哪些方面需要改进，并据此调整未来的竞赛设计。

• 建立社区：鼓励参赛者建立联系，形成学习社区，以便在竞赛之外继续交流和学习。

• 整合到课程中：考虑将竞赛作为正式教育课程的一部分，成为学习过程的自然延伸。

• 记录和分享：记录竞赛过程和成果，通过报告、视频或社交媒体等渠道与更广泛的受众分享。

• 不断创新：在竞赛中尝试新的方法和解决方案，培养创新思维。

• 记录个人成长：记录自己的参赛经历和所学到的课程，作为个人和专业发展的记录。

"以赛促练"是潜力巨大的教育工具

多年持续的研究和实践，我们不断优化"以赛促练"对住院医师健康科普能力提升的作用，影响是全面且深远的，这种方法更好地满足住院医师的学习需求，最终提升医疗服务的质量和公众的健康水平。具体体现在以下几个方面。

• 技能提升：竞赛要求住院医师将复杂的医学知识转化为公众易于理解的语言，有助于提升沟通、表达等多种能力。

- 知识巩固：为了准备竞赛，住院医师需要复习和更新相关知识，有助于加深对医学专业知识的全面理解。

- 创新思维：竞赛鼓励住院医师采用创新的方式来传达医学知识，激发他们的创造性思维。

- 经验积累：通过参与竞赛，住院医师可以获得宝贵的实践经验，了解健康科普不同于医学专业的特点等。

- 自信心增强：成功的竞赛表现，可以增强住院医师的自信心，未来更愿意、有能力参与健康科普活动。

- 交流学习：竞赛提供了与同行交流和学习的机会，住院医师可以向其他参赛者学习，获得更多"灵感"。

- 沟通表达能力：健康科普演讲或表演需要关注如何更有效地与公众沟通，通过竞赛，演讲和互动能力都将有所提升。

- 团队合作：健康科普竞赛需要团队合作，有助于住院医师培养团队精神和协作能力。

- 反馈与改进：竞赛评委和观众的反馈可以帮助住院医师了解自己在健康科普方面的强项和弱点，进行针对性的改进。

- 职业发展：竞赛成绩和奖项可以作为住院医师职业发展的亮点，增加他们的职业竞争力。

- 社会认可：成功的竞赛表现可以提高住院医师在同行和社会中的知名度和认可度。

- 教育体验：竞赛提供了一种不同于传统教育的学习和体验方式，使住院医师在乐趣中学习和成长。

- 资源获取：为了准备竞赛，住院医师可能会获得额外的学习材料、辅导和技术支持。

- 跨学科学习：一些健康科普竞赛鼓励跨学科的合作和学习，有助于住院医师建立更广泛的知识基础和视角。

- 社会责任感：竞赛可以增强住院医师的社会责任感，激励他们为提高公众健康意识做出贡献。

● 教育创新：参与竞赛的经历可以激发住院医师对医学教育方法的创新思考。

● 激励机制：竞赛中的奖项和认可可以作为激励机制，鼓励住院医师投入更多的时间和精力来提升健康科普能力。

（复旦大学附属中山医院　余　情　黄海卿）

延伸阅读

上海市住院医师科普月月讲系列公益活动

住院医师规范化培训简称住培是医学院校毕业生完成院校教育后，接受规范的真实的临床技能培训，转变为一名成熟合格临床医师的必经阶段。整个过程中，应当增强住培医师的初心使命，重视提升住培医师的责任心与担当意识，而科普能力的培养给住院医师们提供了展示自我风采的舞台。

自 2013 年起，在上海市慈善基金会唯爱天使基金的资助下，由上海交通大学医学院附属瑞金医院牵头开展"唯爱伴我行·上海市住院医师科普月月讲"项目，充分发挥医学人才在医学科普宣传的主力军作用，满足人们对健康知识的日益增长的需求，鼓励住院医师将学到的知识用通俗的语言向广大人民群众宣讲，普及疾病防治知识，促进社会和谐发展。该项目被中华慈善总会评为 2022 年度"中华慈善品牌"项目。

"上海市住院医师科普月月讲系列公益活动"目前已有 31 家上海知名医院组成的 32 支月月讲团队参与其中，全年举办约 400 场科普讲座，参与演讲的住培医师和指导老师共 2 000 余人次。秉着"健康中国，科普先行"的理念，不断推陈出新，展示创新科普成果，努力践行健康中国梦，培养了一批又一批"奉献自我，传递爱心，收获成长"的优秀住院医师。每年举办科普大赛及颁奖大会，为广大住院医师提供成长的舞台和交流的机会，更是让我们年轻的住培医师在活动中感受到学以致用、奉献自我、传递爱心、收获成长。

（上海市住院医师培训事务中心　王　蓉）

参考文献

［1］国务院关于印发全民科学素质行动规划纲要（2021—2035 年）的通知
　　［J］.中华人民共和国国务院公报,2021,(19)：12－20.

［2］董健,唐文娟,江世亮,贾永兴.医学科普基础与实践［M］.上海科学技
　　术出版社,2021.

［3］杨文志,吴国彬.现代科普导论［M］.北京：科学普及出版社,2004：38.

［4］中华人民共和国科学技术普及法［J］.中华人民共和国国务院公报,
　　2002(22)：14－16.

［5］关于建立健全全媒体健康科普知识发布和传播机制的指导意见［J］.
　　中华人民共和国国家卫生健康委员会公报,2022,(03)：8－11.

［6］王大鹏.加强理论研究,筑牢科普实践根基［J］.世界科学,2024(3)：
　　43－44.

［7］武留信.中国健康管理与健康产业发展报告 No.5(2022).数字赋能产
　　业发展［M］.社会科学文献出版社,2023.

［8］Rogers EM. The field of health communication today［J］. American
　　Behavioral Scientist, 1994, 38(2)：208－214.

［9］王迪.健康传播研究回顾与前瞻［J］.国外社会科学,2006,(05)：49－50.

［10］张自力.健康传播学：身与心的交融［M］.北京：北京大学出版社,2009：15.

［11］田向阳.健康传播学［M］.第一版.北京：人民卫生出版社,2017：15－18.

［12］米光明,王迪.论坛主题：健康传播的理论与实践［J］.健康教育与健康
　　　促进,2007(01)：26.

［13］米光明.谈传播学与健康传播［J］.中国健康教育,1992(02)：39－40.

［14］王怡红.传播学中的一个边缘课题［J］：中国传媒大学学报,1996(06)：

7-9.

[15] 张自力.论健康传播兼及对中国健康传播的展望[J].新闻大学,2001
(03):26-31.

[16] 宋宝玥.我国健康传播的研究主题与热点变迁——基于CNKI期刊的
文献可视化分析[J].新闻世界,2023,(12):46-49.

[17] 北京大学健康传播.重磅！中国新闻史学会成立健康传播研究委员会
[EB/OL].(2021-04-21)[2024-03-04].https://mp.weixin.qq.
com/s/Q-XOTpyIzKVQERe3C6jHlA

[18] 刘瑛.美国之健康传播研究[J].华中科技大学学报:社会科学版,
2011,25(05):99-106.

[19] Seth P. McCullock, Grace M. Hildenbrand, Katie J. Schmitz, et al.
The state of health communication research: A content analysis of
articles published in Journal of Health Communication and Health
Communication (2010-2019)[J]. Journal of Health Communication,
2021, 26:1, 28-38.

[20] 苏婧,李智宇.超越想象的贫瘠:近年来海内外健康传播研究趋势及对
比[J].全球传媒学刊,2019,6(03):4-33.

[21] 张自力.健康传播研究什么——论健康传播研究的9个方向[J].新闻
与传播研究,2005(03):42-48,94.

[22] 张聪.文献综述:新媒体视域下国内健康传播研究现状[A].广州市卫
生健康宣传教育中心.广州市第十二届健康教育与健康促进学术交流
活动稿集[C].广州市卫生健康宣传教育中心:广州市卫生健康宣传
教育中心,2020:5.

[23] 孙少晶,阿迪娜·约提库尔.健康传播的学科转向与体系构建[J].全球
传媒学刊,2023,10(01):94-106.

[24] 王秀丽,罗龙翔,赵雯雯.中国健康传播的研究对象,学科建设与方法:
基于范式建构理论的内容分析(2009—2018)[J].全球传媒学刊,
2019,6(03):34-52.

[25] 马歇尔·麦克卢汉.理解媒介：论人的延伸[M].何道宽,译.北京：商务出版社,2000.

[26] 王秀丽.健康传播：理论与实践[M].第一版.北京：中国人民大学出版社,2022：37-49.

[27] 张陆园,张国涛.健康传播的电视剧实践：中国医疗题材电视剧的价值追求与发展路径[J].新闻界,2017(04)：69-74.

[28] Antheunis ML, Tates K, Nieboer TE. Patients' and health professionals'use of social media in health care：motives, barriers and expectations[J]. Patient education and counseling, 2013, 92(3), 426-431.

[29] 何东,张博文,张韦,等.全国三甲医院抖音号运营效率评价[J].医学与社会,2021,34(03)：29-33.

[30] 陈暖.医院科普短视频传播现状与对策研究——以中南大学湘雅医院抖音号为例[J].科普研究,2021,16(01)：32-38,55,97.

[31] 闫妍,闫剑坤,龚燕冰.论"抖音"等短视频平台助力中医药文化传播——以北京中医药大学东方医院抖音平台为例[J].传媒论坛,2021,4(08)：159-160.

[32] 马一琳.新浪微博 TOP 医生博主的健康传播研究(2015—2018)[J].河北大学,2020.

[33] 李婉钰,邵慧.公共突发事件下医生自媒体的内容生产与传播——以短视频账号"余昌平医生"为例[J].传媒论坛,2021,4(03)：9-13.

[34] 王刚,顾婉莹.新媒体健康传播：女性赋权的话语突破与资本困境——以"丁香医生""第十一诊室"为例[A].北京大学新闻与传播学院.北京论坛·健康传播分论坛|医疗、人文、媒介——"健康中国"与健康传播2020 国际学术研讨会论文集[C].北京大学新闻与传播学院：北京大学新闻与传播学院,2020：10.

[35] 彭兰.网络传播概论[M].第四版.北京：中国人民大学出版社,2017.

[36] 李耘耕.传播"健康"：民族主义、科学现代性与近代中国"健康"话语的建构与传播——一项基于《中华健康杂志》(1939—1949)的考察[J].

新闻大学,2019(02)：43－63,119.

[37] 姜海,杨舒.中国式健康传播运动的双重话语与"国家"在场——以"送瘟神"为案例的讨论[J].新闻大学,2022(10)：50－61,120,121.

[38] 宋士杰,赵宇翔,朱庆华.社交媒体中失真健康信息的传播,识别与纠偏研究[J].情报杂志,2023,42(6)：162－169.

[39] 上海市社会医疗机构协会.关于组织本市社会医疗机构申报第一轮上海市健康科普人才能力提升专项的通知[EB/OL].(2022－08－12)[2024－03－31].https：//mp.weixin.qq.com/s/8XCMOEFEz040NgUAZxUoIA.

[40] 嘉定区爱卫健促中心.嘉定区首届健康科普能力提升培训班开班[EB/OL].(2023－08－30)[2024－03－31].https：//mp.weixin.qq.com/s/q02MwdV26rik9Ng8TXdnkg.

[41] 复旦发展研究院.回顾|国内首个《数字时代中国医生健康科普评价报告》专家研讨会在复旦成功举办[EB/OL].(2023－10－27)[2024－03－31].https：//mp.weixin.qq.com/s/vG8MlolKSzmiuLR_XXu2fw.

[42] 刘哲峰,施琳玲,郐颖波.5G时代的健康传播.2：快速进阶实战指导[M].北京：中国医药科技出版社,2021.

[43] 王挺.国家科普能力发展报告(2019)[M].社会科学文献出版社,2019.

[44] 中华人民共和国中央人民政府.健康中国行动(2019—2030年)[EB/OL].(2019－07－15)[2024－04－01].https：//www.gov.cn/xinwen/2019－07/15/content_5409694.htm.

[45] 中华人民共和国中央人民政府.国务院新闻办就《中国居民营养与慢性病状况报告(2020年)》有关情况举行发布会[EB/OL].(2020－12－24)[2024－04－01].http//www.gov.cn/xinwen/2020-12/24/content_5572983.htm.

[46] 钮文异.健康传播(一).中国健康教育,2004,20(3)：3.

[47] 葛海涛,安虹璇.中国科技伦理治理体系建设进展[J].科技导报,2022,40(18)：21－30.

[48] 汪心馨,王一迪,刘弘毅.关于网络新闻传播中的"把关人"缺失现象研

究[J].新闻研究导刊,2016,7(22)：117.

[49] 王梓瑶,金恒江.新媒体环境下健康传播的发展研究[J].新闻研究导刊,2023,14(1)：53－56.

[50] 朱志成,王松梅.自媒体时代的健康传播[J].医学与哲学,2015,36(4A)：91－93.

[51] 刘萱、任福君、葛海涛.新时代科普伦理的概念辨析与内涵界定[J].自然科学博物馆研究,2020(5)：12－17.

[52] 李正风,马健铨.科学普及及其伦理立场[J].自然科学博物馆研究,2020,5(5)：7－11.

[53] 无.科普伦理倡议书[J].自然科学博物馆研究,2020(5)：5－6.

[54] 薛丁辉,郭广银.科学传播的责任伦理缺失与控制探微[J].科技管理研究,2015,35(2)：242－245.

[55] 夏乐敏.新时期医学科普创作的特点及对创作者的要求[C]//中国科普研究所.新时代科普使命与担当：科普中国智库论坛暨第二十八届全国科普理论研讨会论文集.北京：社会科学文献出版社,2021：8.

[56] 黄晓兰,李圆圆,李宁,等.用人文艺术推进职业人群健康传播的实践与探索[J].中国卫生资源,2019,22(05)：355－357,372.

[57] 陈玉海.论科普的科学性与人文性[D].东北大学,2012.

[58] 陈玉海.论科普的科学性与人文性[D].东北大学,2012.DOI：10.7666/d.Y2842022.

[59] 陈玉海,邢怀滨.论科普科学性与人文性的双向度及其辩证关系[J].自然辩证法研究,2010,26(09)：101－106.